別冊 the Quintessence

そこが知りたい!!
歯科用レーザー&ピエゾ

「臨床にあった機種」
選び方&活用法ガイド
2010

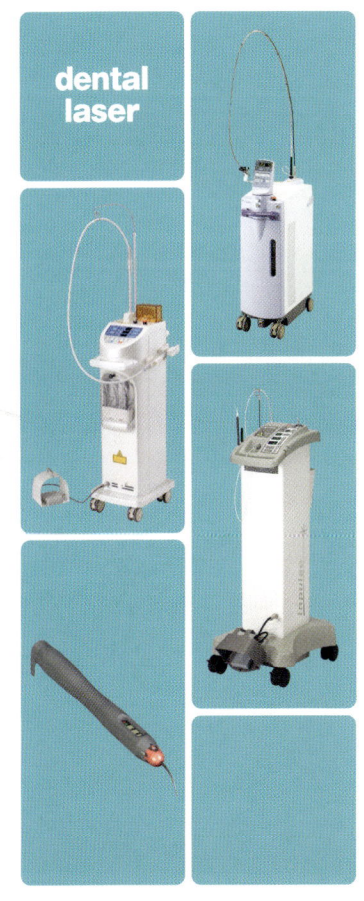

dental laser

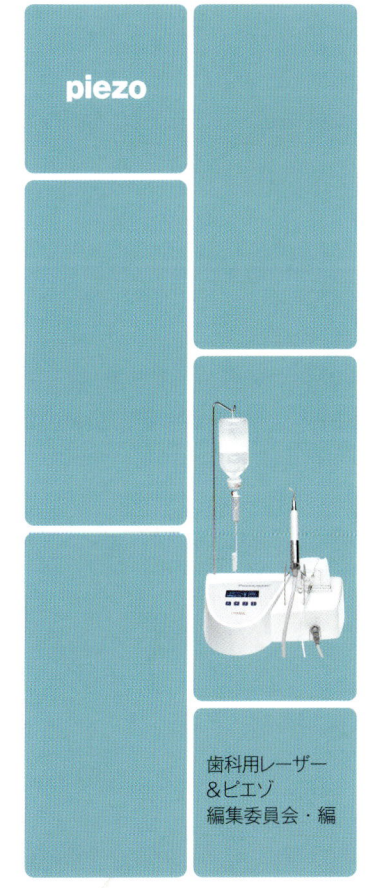

piezo

歯科用レーザー
&ピエゾ
編集委員会・編

クインテッセンス出版株式会社

本書の構成

歯科用レーザー ｜ ピエゾーサージェリー

PART 1
巻頭アトラス：私の使いどころ　レーザー&ピエゾでこれができた！

- 歯科用レーザーもしくはピエゾでしかできない究極の写真を掲載．その写真で「どう診断したか，何ができたか」を解説するとともに，ケースの関連写真を掲載．…Ⓐ
- ケースの全貌については PART 4 でさらに詳細に解説．

歯科用レーザー

PART 2
レーザー各製品のそこが知りたい

- メーカーからの詳細な機器解説…Ⓑ
  ＋
- ユーザーからの機器紹介の解説論文…Ⓒ
  ・歯科用レーザー導入で可能になった治療
  ・機器の選択理由
  ・購入を勧める理由
  ・導入後の使い勝手

ピエゾーサージェリー

PART 3
ピエゾのそこが知りたい

- メーカーからの詳細な機器解説…Ⓓ
  ＋
- ユーザーからの機器紹介の解説論文…Ⓔ
  ・ピエゾ導入で可能になった治療
  ・機器の選択理由
  ・購入を勧める理由
  ・導入後の使い勝手

歯科用レーザー ｜ ピエゾーサージェリー

PART 4
レーザー&ピエゾ　私の使いどころと関連必須アイテム

- PART 1 の巻頭アトラスの全貌を解説．術前の診断から治療まで，豊富な写真による詳細なテクニックの解説および使用したマテリアルを掲載．…Ⓕ
- 大学卒業から現在に至るまでの過程と各ステージにおける自己評価，また，どの段階で機器を導入したかを写真とグラフで表した「機器を導入するまでの臨床の道のりと臨床レベルの自己評価（10点満点）」を掲載．…Ⓖ
- 「機器選択の理由」，「導入後の使い勝手」，「これから購入する読者へのアドバイス」を掲載．…Ⓗ
- 「スタッフからひとこと！」では，歯科医師，歯科衛生士らの視点で「歯科用レーザー&ピエゾ」の使い勝手やサポート時のポイントを掲載．…Ⓘ
- ケースに使用した器材を，写真，問合先の会社名・連絡先，簡単な解説付きで掲載．…Ⓙ

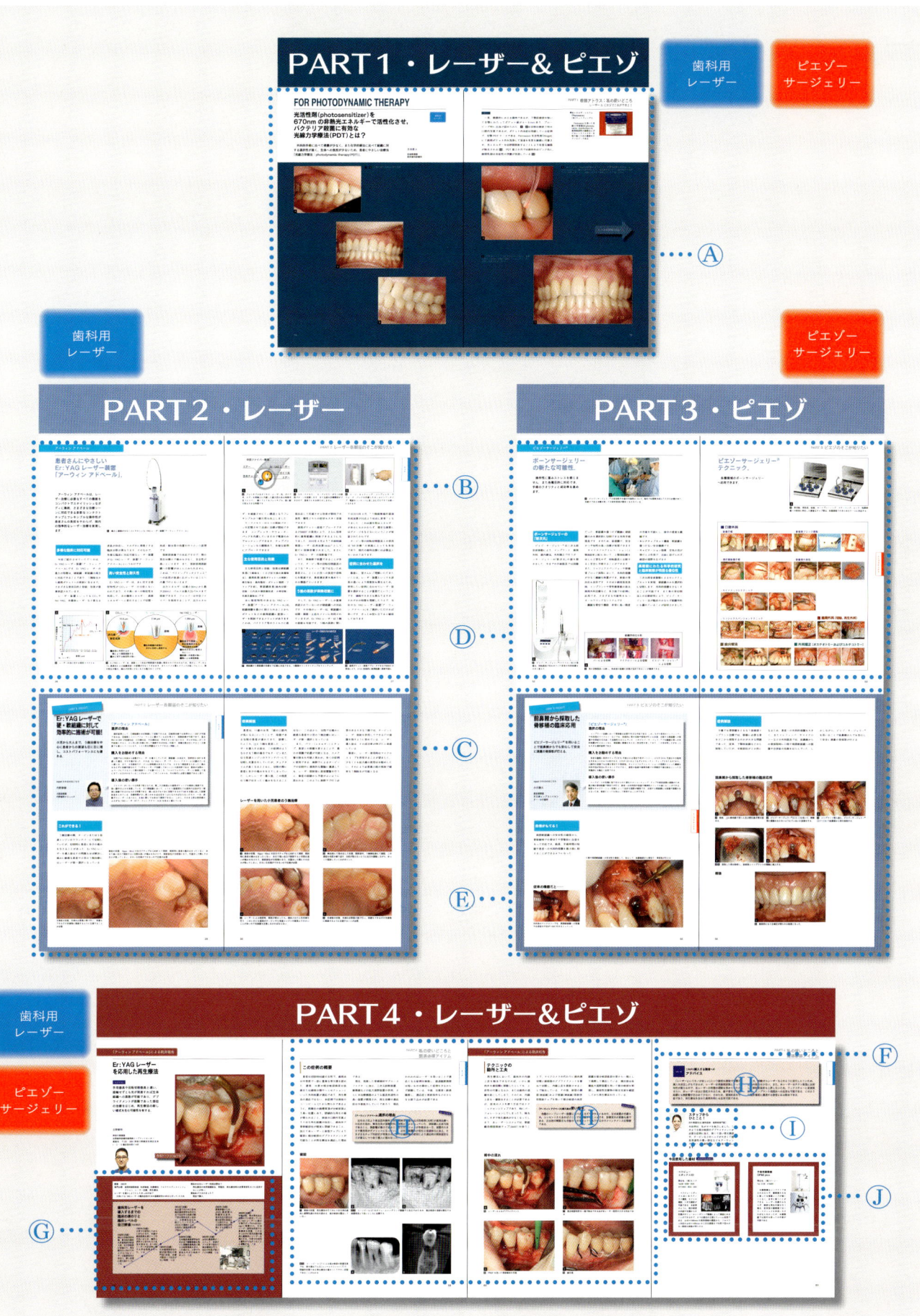

別冊 the Quintessence そこが知りたい!!
歯科用レーザー＆ピエゾ 「臨床にあった機種」選び方＆活用法ガイド 2010

- 本書の構成 　　　　　　　　　　　　　　　　　　　　　　　　　　　　　　　4
- 執筆者一覧 　　　　　　　　　　　　　　　　　　　　　　　　　　　　　　　10
- 掲載企業一覧 　　　　　　　　　　　　　　　　　　　　　　　　　　　　　　10

PART 1　巻頭アトラス：私の使いどころ　レーザー＆ピエゾでこれができた！

歯科用レーザー

株式会社モリタ 「アーウィン アドベール」
Er：YAG レーザーを応用した再生治療の新しい概念
吉野敏明　　　　　　　　　　　　　　　　　　　　　　　　　　　　　　　　12

株式会社ジーシー 「ナノレーザーGL‐Ⅲ」
ソケットプリザベーションテクニックをより効果的に行うために
田中秀樹　　　　　　　　　　　　　　　　　　　　　　　　　　　　　　　　14

アストラテック株式会社 「インパルス デンタルレーザー」
Nd：YAG レーザーの歯周治療への応用
佐藤　聡／鴨井久博／千葉朋義／安川俊之／田巻友一　　　　　　　　　　　　16

有限会社ウェイブレングス 「Periowave」
光活性剤(photosensitizer)を670nmの非熱光エネルギーで活性化させ，バクテリア殺菌に有効な光線力学療法(PDT)とは
吉田直人　　　　　　　　　　　　　　　　　　　　　　　　　　　　　　　　18

ピエゾサージェリー

株式会社インプラテックス 「ピエゾーサージェリー®」
ピエゾーサージェリー® による精度の高いディストラクション
白鳥清人　　　　　　　　　　　　　　　　　　　　　　　　　　　　　　　　20

PART 2 レーザー 各製品のそこが知りたい

- 活用のための歯科用レーザー保険適用解説　24

歯科用レーザー

- 株式会社モリタ 「アーウィン アドベール」　25
- Er:YAGレーザーで硬・軟組織に対して効率的に施術が可能！
  内野泰樹　29

- 株式会社ジーシー 「ナノレーザーGL-Ⅲ」　31
- とてもコンパクトなファイバー方式の炭酸ガスレーザー「ナノレーザーGL-Ⅲ」
  徳永哲彦　35

- アストラテック株式会社 「インパルス デンタルレーザー」　37
- Nd:YAGレーザーとメラニン色素沈着除去
  佃　宣和　41

- 有限会社ウェイブレングス 「Periowave」　43
- 「Periowave」を用いたPDT（photodynamic therapy）
  Steven Parker　47

PART 3 ピエゾ のそこが知りたい

- 活用のためのピエゾーサージェリー用語解説　50

ピエゾーサージェリー

- 株式会社インプラテックス 「ピエゾーサージェリー®」　51
- 前鼻棘から採取した骨移植の臨床応用
  小川勝久　55

PART 4 レーザー＆ピエゾ 私の使いどころと関連必須アイテム

歯科用レーザー

株式会社モリタ 「アーウィン アドベール」
Er:YAG レーザーを応用した再生療法
吉野敏明 ... 58

株式会社ジーシー 「ナノレーザーGL‐Ⅲ」
レーザーを効果的に臨床に応用する
田中秀樹 ... 64

アストラテック株式会社 「インパルス デンタルレーザー」
Nd:YAG レーザーの歯周治療への応用
佐藤　聡／鴨井久博／千葉朋義／安川俊之／田巻友一 ... 70

有限会社ウェイブレングス 「Periowave」
患者満足度が証す最先端の歯周治療法
吉田直人 ... 76

ピエゾサージェリー

株式会社インプラテックス 「ピエゾサージェリー®」
ピエゾサージェリー® による精度の高いディストラクション
白鳥清人 ... 82

レーザー＆ピエゾ：総論

現在の歯科用レーザーの潮流とその展望
総論：各波長および各歯科領域について
青木　章／水谷幸嗣／谷口陽一／内山真子／和泉雄一　　　90

現在のピエゾサージェリー® の潮流とその展望
清水勇気／春日井昇平　　　100

appendix

- 歯科用レーザーQ & A
  津田忠政　　　112
- ピエゾサージェリーQ & A　　　116

執筆者一覧
（五十音順）

青木　章	東京医科歯科大学大学院医歯学総合研究科歯周病学分野
和泉雄一	東京医科歯科大学大学院医歯学総合研究科歯周病学分野
内野泰樹	大阪府八尾市・内野歯科クリニック
内山真子	東京医科歯科大学大学院医歯学総合研究科歯周病学分野
小川勝久	東京都品川区・天王洲インプラントセンター・小川歯科
春日井昇平	東京医科歯科大学大学院医歯学総合研究科インプラント・口腔再生医学分野
鴨井久博	日本医科大学千葉北総病院歯科
佐藤　聡	日本歯科大学新潟生命歯学部歯周病学講座
清水勇気	東京医科歯科大学歯学部附属病院インプラント外来
白鳥清人	静岡県駿東郡・白鳥歯科インプラントセンター
田中秀樹	福岡県福岡市・田中ひでき歯科クリニック
谷口陽一	東京医科歯科大学大学院医歯学総合研究科歯周病学分野
田巻友一	日本歯科大学新潟生命歯学部歯周病学講座
千葉朋義	日本歯科大学新潟生命歯学部歯周病学講座
佃　宣和	北海道札幌市・N.T. Dental Clinic
津田忠政	東京都港区・ツダデンタルオフィス・ワールドシティデンタルクリニック
徳永哲彦	福岡県宗像市・徳永歯科クリニック
水谷幸嗣	東京医科歯科大学大学院医歯学総合研究科歯周病学分野
安川俊之	日本歯科大学新潟病院総合診療科
吉田直人	宮城県仙台市・東邦歯科診療所
吉野敏明	神奈川県横浜市・吉野歯科診療所歯周病インプラントセンター
Steven Parker	前米国レーザー歯学会会長

掲載企業一覧
（五十音順）

アストラテック株式会社
株式会社インプラテックス
有限会社ウェイブレングス

株式会社ジーシー
株式会社モリタ

PART 1

巻頭アトラス：私の使いどころ
レーザー＆ピエゾでこれができた！

— レーザー

吉野敏明

田中秀樹

佐藤　聡／鴨井久博／千葉朋義／安川俊之／田巻友一

吉田直人

— ピエゾ

白鳥清人

FOR REGENERATIVE THERAPY

Er:YAG レーザーを応用した再生治療の新しい概念

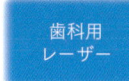

深くて狭い根分岐部へのアプローチと肉芽組織のデブライドメント，および歯肉内縁上皮の蒸散．

吉野敏明

神奈川県開業
吉野歯科診療所歯周病インプラントセンター

1 臼歯部根分岐部病変の肉芽組織除去は困難であり，とくに根分岐部の幅が狭い症例では不可能なことも多いが，アーウィン アドベールおよび側面＋直線方向照射が可能なチップ PS600T の組み合わせでは，根分岐部肉芽を一塊で除去することが可能である．

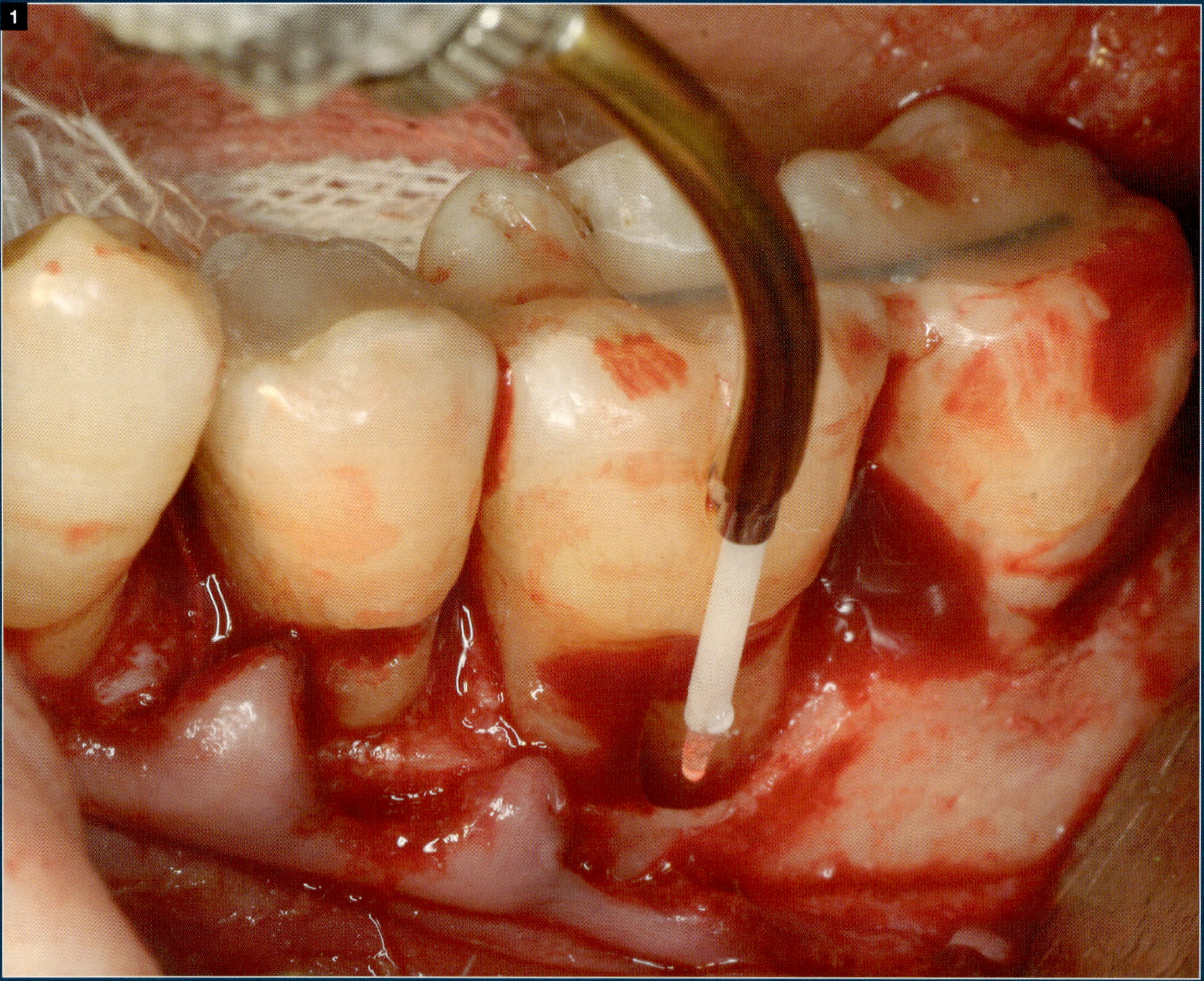

PART1 巻頭アトラス：私の使いどころ
レーザー＆ピエゾでこれができた！

解説

手用器具は掻爬できる領域が制限され，またエンジン等の回転機器や超音波スケーラー等の細いチップが根分岐部に挿入できたとしても，肉芽組織に接触しなければ掻爬できない．これら機器はヘッドが大きく，注水量も多いので明視が困難である．レーザーは光が到達すれば掻爬は可能であり，Er:YAGレーザーは万一無注水下であっても硬組織に対して安全に使用できるため，明視下での処置が可能である．再生療法後のCTでも根分岐部の硬組織再生像を認めた．

◆レーザー使用機種
「アーウィン アドベール」
（株）モリタ

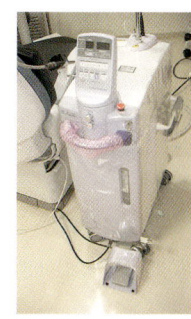

Er:YAGレーザーの特徴は，水（H_2O）への吸収が高いため，生体組織に対する蒸散能力が高く，しかも表層のみに起こり，軟組織にも骨などの硬組織にも安全に使用することが可能である．

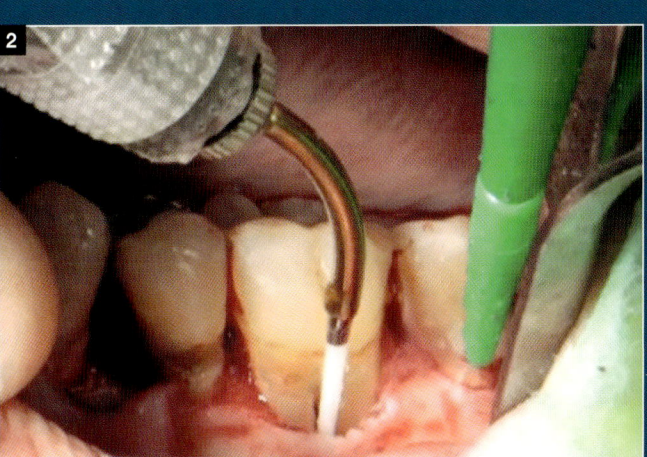

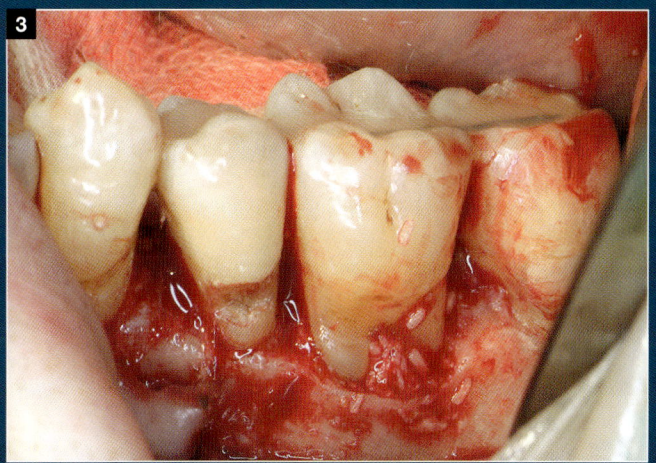

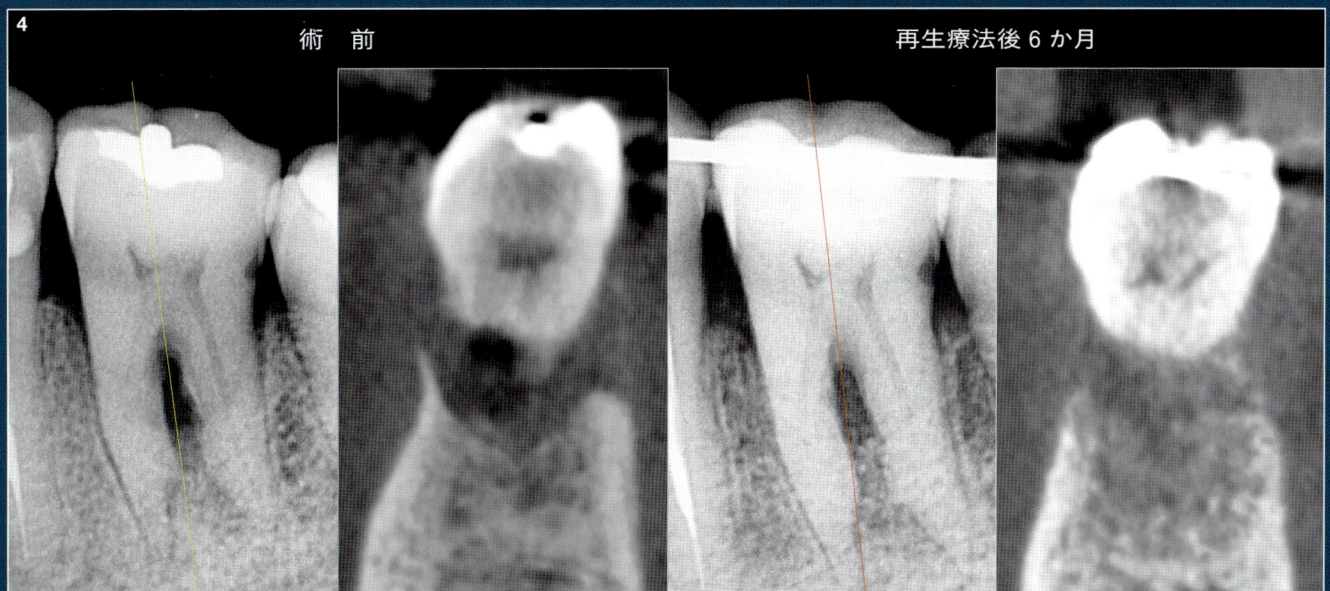

術　前　　　　　　　再生療法後6か月

2〜4 手用器具は掻爬できる領域が制限され，またエンジン等の回転機器や超音波スケーラー等の細いチップが根分岐部に挿入できたとしても，肉芽組織に接触しなければ掻爬できない．これら機器はヘッドが大きく，注水量も多いので明視が困難である．レーザーは光が到達すれば掻爬は可能であり，Er:YAGレーザーは万一無注水下であっても硬組織に対して安全に使用できるため，明視下での処置が可能である．再生療法後のCTでも根分岐部の硬組織再生像を認めた．

ケースの詳細は58pへ！

FOR SOCKET PRESERVATION TECHNIQUE

ソケットプリザベーションテクニックを
より効果的に行うために

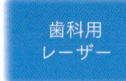

　ソケットプリザベーションテクニックをより効果的に行うために，低出力照射(LLLT)では骨形成促進効果および軟組織の治癒促進効果を，高出力照射(HLLT)では血液凝固促進効果を期待．

田中秀樹

福岡県開業
田中ひでき歯科クリニック

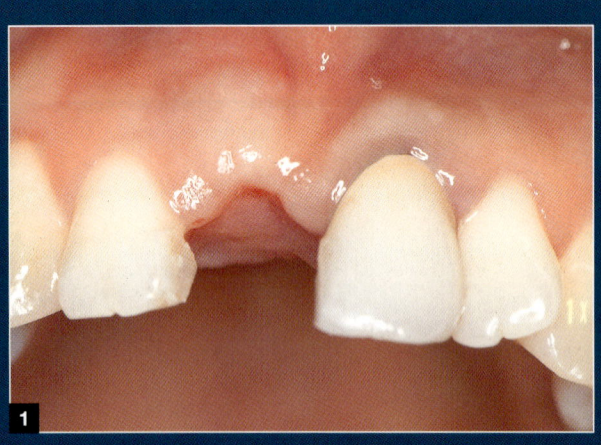
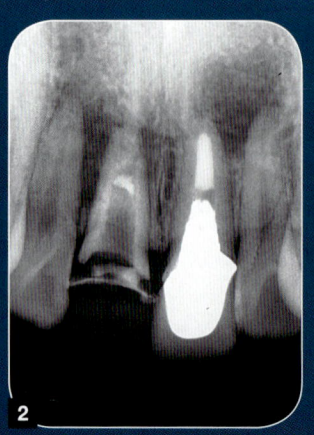

1 2 初診時．患者は，30歳，女性で，1┘の唇側歯肉腫脹および歯根破折で来院．

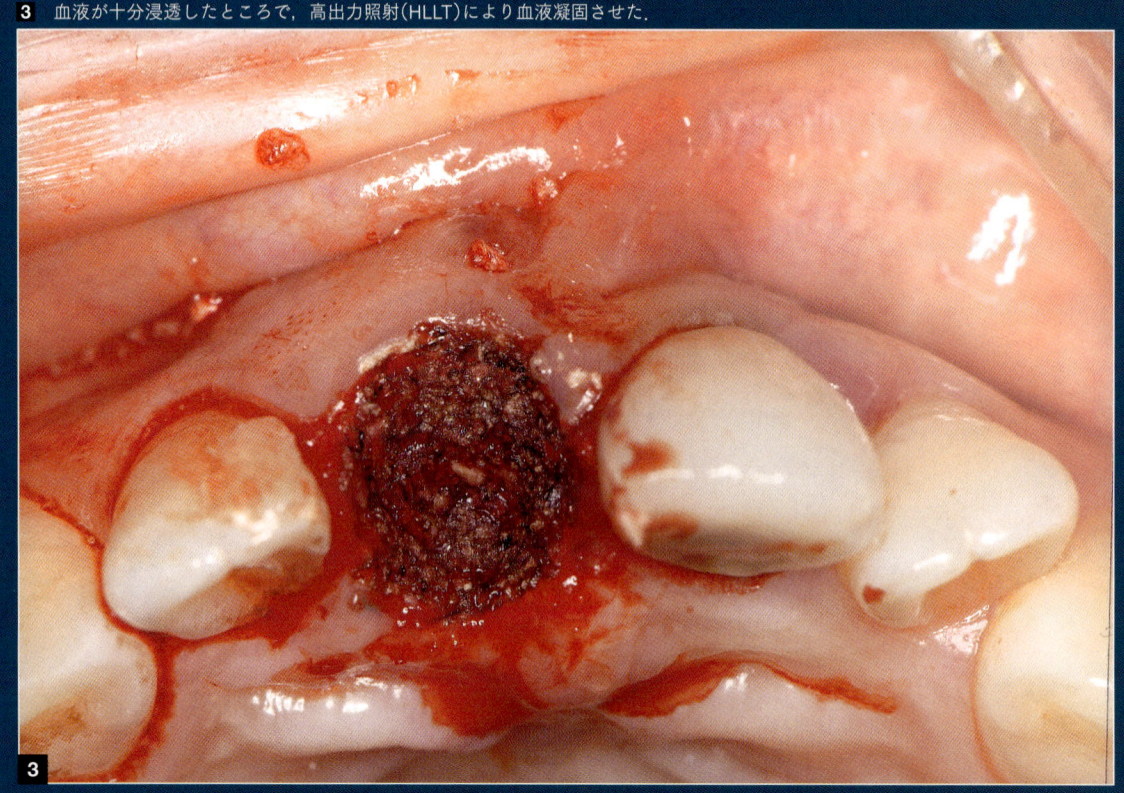

3 血液が十分浸透したところで，高出力照射(HLLT)により血液凝固させた．

PART1 巻頭アトラス：私の使いどころ
レーザー & ピエゾでこれができた！

解説

本症例は，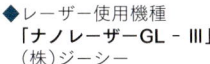の唇側歯肉腫脹および歯根破折で来院した患者であるが，インプラント治療を希望されたので，抜歯と同時にソケットプリザベーションを行うことにした．ソケットプリザベーションテクニックをより効果的に行うために，また薄い唇側骨を少しでも温存するために，「ジーシーナノレーザーGL‐Ⅲ」を用いて骨形成促進効果および軟組織の治癒促進効果を期待して低出力照射（LLLT）を，血液凝固促進作用を期待して高出力照射（HLLT）を行った．唇側部の骨量は十分で，さらなるGBR処置は必要なくなった．

◆レーザー使用機種
「ナノレーザーGL‐Ⅲ」
（株）ジーシー

歯科用レーザーのなかで，現在炭酸ガスレーザーがもっとも普及しているレーザーである．他のレーザー機器に比較して汎用性が高く，低コスト，シンプルで，機能的なデザインである．

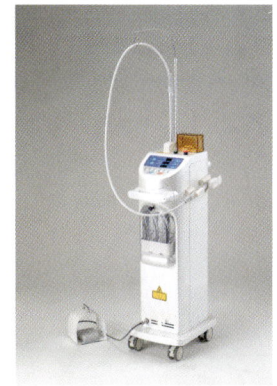

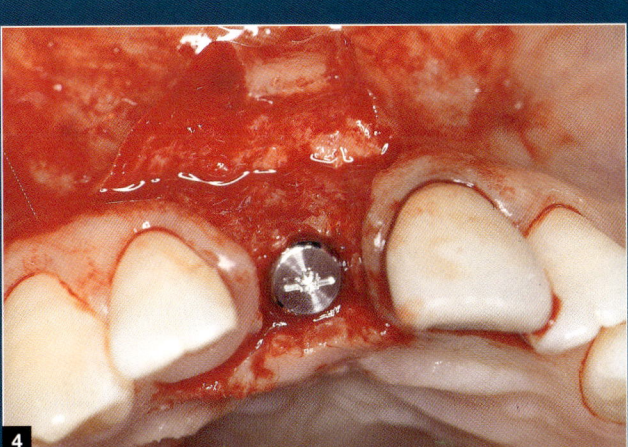

4 唇側部の骨量は十分であったため，さらなるGBR処置は必要なくなった．

5 術後4年のCT画像では良好な経過が伺える．

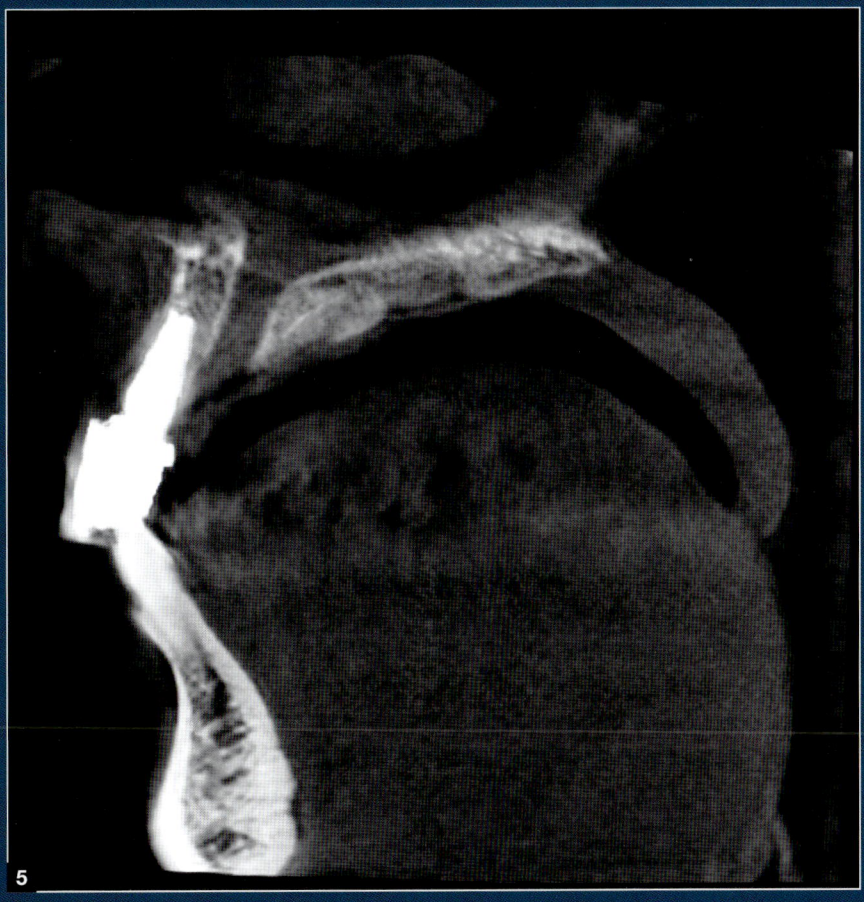

ケースの詳細は64pへ！

FOR PERIODONTAL TREATMENT

Nd:YAG レーザーの歯周治療への応用

使用した Nd:YAG レーザーは，レーザー光の波長が1,064nm の近赤外光を発し，軟組織・硬組織に対して出力に応じた効果をもたらす．使用に際しての注意点は，組織深達性，色素選択性に関与することである．

佐藤　聡[*1]／鴨井久博[*3]／千葉朋義[*1]／
安川俊之[*2]／田巻友一[*1]

*1 日本歯科大学新潟生命歯学部歯周病学講座
*2 日本歯科大学新潟病院総合診療科
*3 日本医科大学千葉北総病院歯科

歯科用レーザー

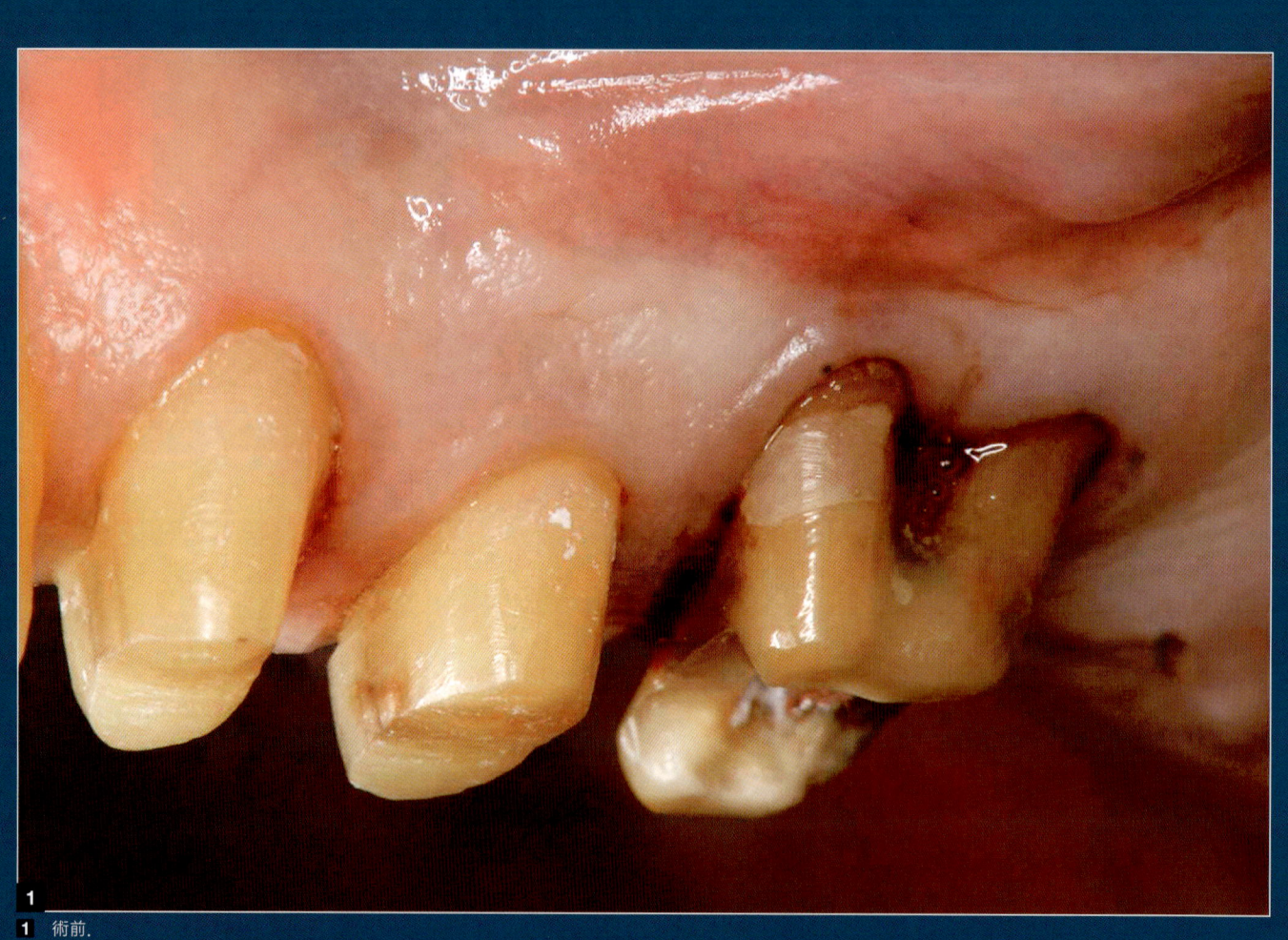

1 術前．

PART1 巻頭アトラス：私の使いどころ
レーザー & ピエゾでこれができた！

解説

今回，紹介させていただく臨床例は，新付着術(ENAP)にNd:YAGレーザーを用いたLANAPという術式である．本術式は2004年にHarrisらによって紹介され，Laser Excisional New Attachment Procedure(Laser ENAP)，またはLaser Assisted New Attachment Procedure(LANAP)という名称で知られている．本症例は，上顎左側臼歯部の歯周ポケットに本術式を応用したもので，歯周ポケット内の炎症層の搔爬に石英ファイバーから出力されるレーザー光を使用した臨床例である．

◆レーザー使用機種
**「インパルス
デンタルレーザー」**
アストラテック(株)

レーザー光の波長が1,064nmの近赤外光を発し，軟組織・硬組織に対して出力に応じた効果をもたらす．

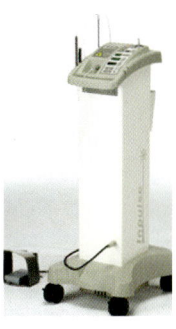

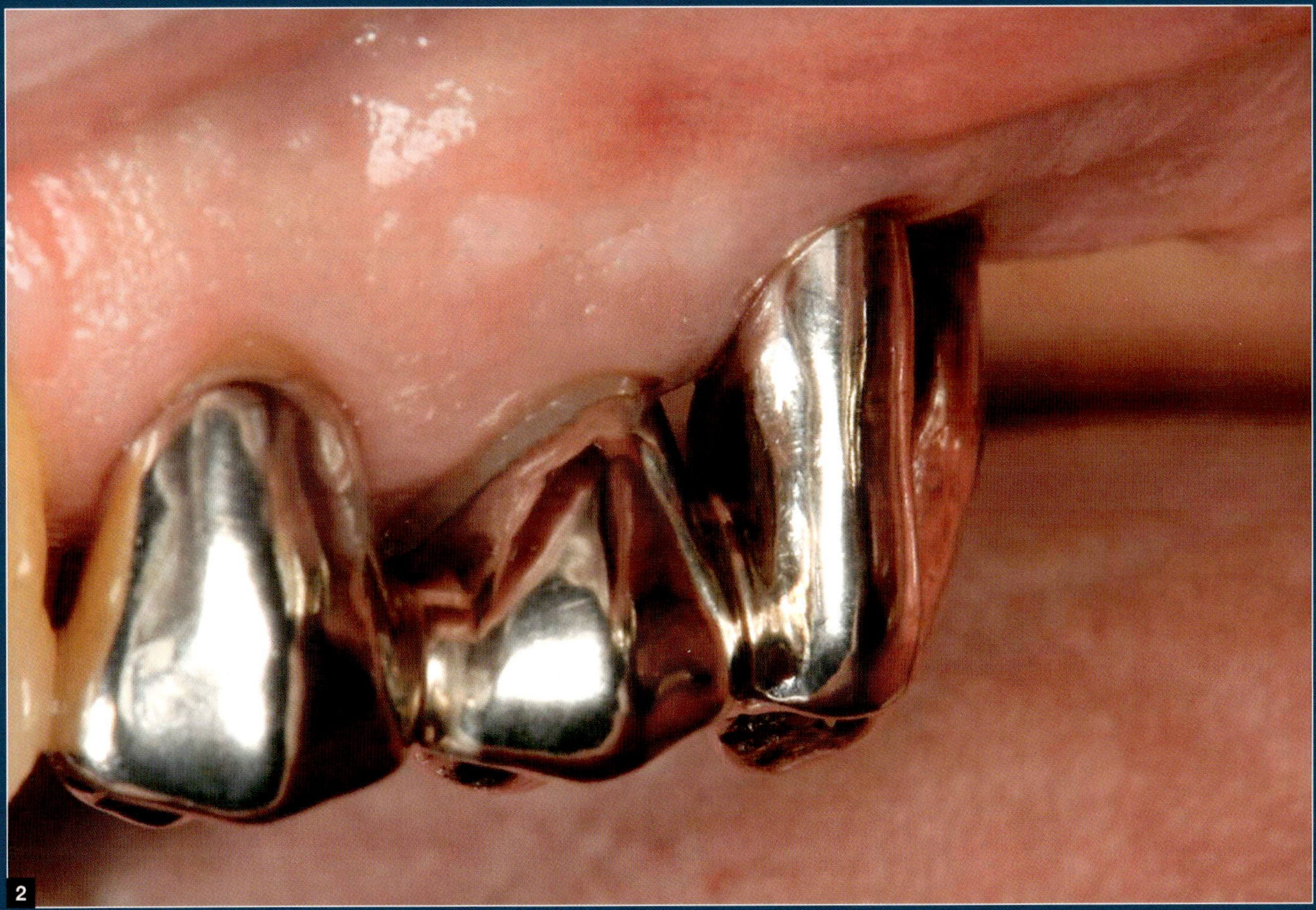

2 術後．

ケースの詳細は70pへ！

FOR PHOTODYNAMIC THERAPY

光活性剤(photosensitizer)を 670nmの非熱光エネルギーで活性化させ，バクテリア殺菌に有効な光線力学療法(PDT)とは？

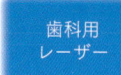

外科的手術に比べて侵襲が少なく，また化学的療法に比べて組織に対する選択性が高く，生体への負担が少ないため，患者にやさしい治療法「光線力学療法：photodynamic therapy(PDT)」．

吉田直人

宮城県開業
東邦歯科診療所

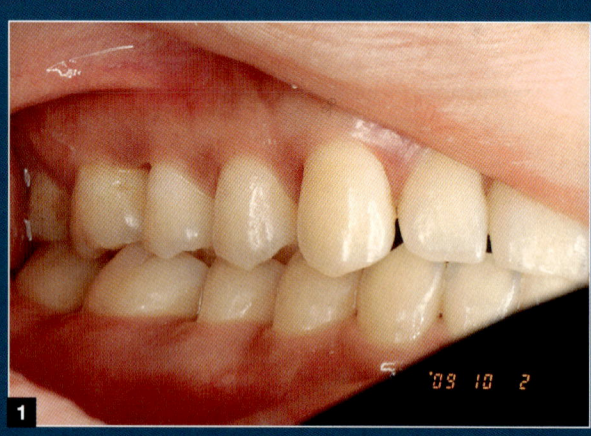

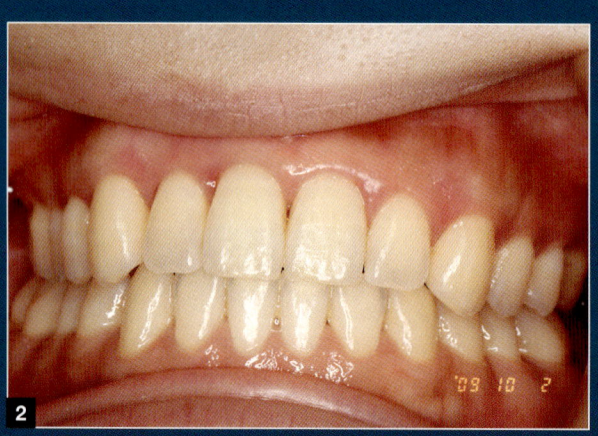

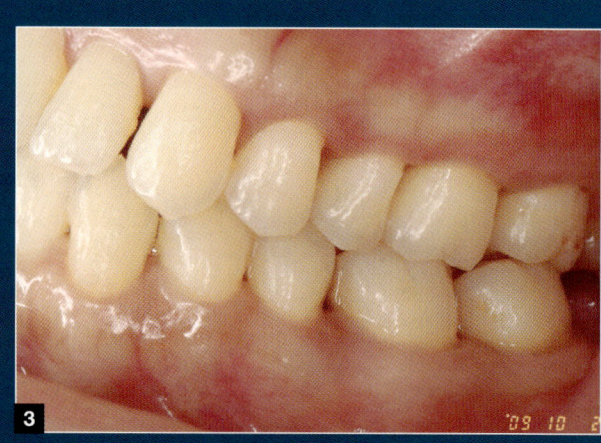

1〜3　初期治療終了時の口腔内写真．

PART1 巻頭アトラス：私の使いどころ
レーザー＆ピエゾでこれができた！

解説

　一見，健康的にみえる歯肉であるが，下顎前歯部を除いて全顎にわたってポケット値が4〜9mmあり，プロービング時に出血が認められた．**1**〜**3**は初期治療終了時の口腔内写真であるが，ポケット内炎症は持続している症例で，全顎PDTケースである．Periowave光活性剤「Biogel」にて歯周ポケット内を洗浄して溶液を有害な細菌に付着させ，光エネルギーを60秒間照射することにより有害な細菌が除去される（**4**）．PDT後3か月では歯肉色はピンク色に，歯間乳頭は炎症性の浮腫が消退している（**5**）．

◆光エネルギーシステム
「**Periowave**」
（有）ウェイブレングス

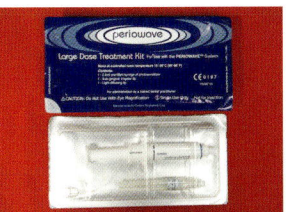

　Periowaveを用いた光線力学殺菌法（photodynamic disinfection）は，歯周病原性の細菌およびビルレンスファクターを取り除くための最新のテクノロジーである．

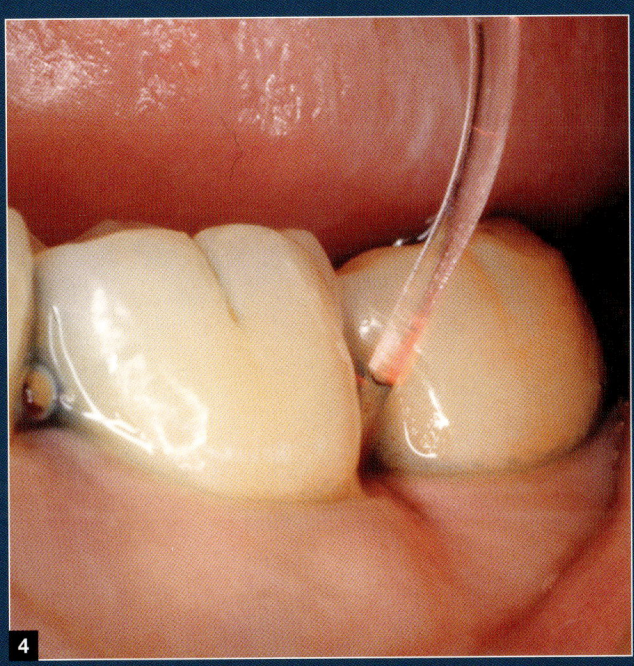

4 光エネルギーを60秒間照射することにより有害な細菌が除去される．「Periowave」は二重の抗菌作用をもつ．歯周病原性のグラム陰性細菌を殺菌するのみならず，これら細菌が有する内毒素（LPS）を不活化させる．

ケースの詳細は76pへ！

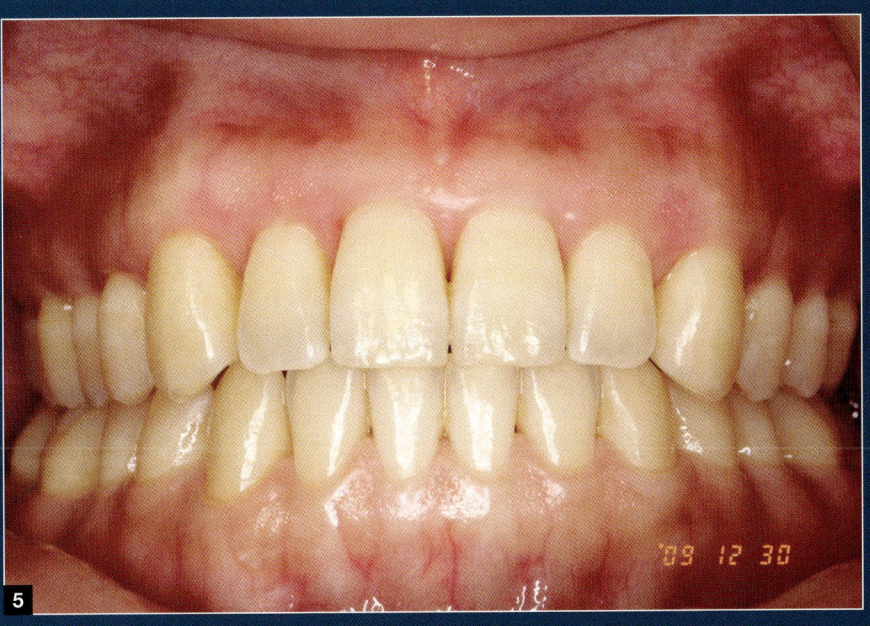

5 PDT後3か月では歯肉色はピンク色に，歯間乳頭は炎症性の浮腫が消退している．プロービング時の出血も認められない．

FOR DISTRACTION

ピエゾーサージェリー® による精度の高いディストラクション

ピエゾー サージェリー

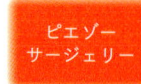

垂直的な骨造成を行う場合，ディストラクションは有効な治療術式である．治療計画にCTデータをもとにした光造形モデルを使い，ピエゾーサージェリー® で骨切りを行うことで，より正確な予知性の高い施術が可能となる．

白鳥清人

静岡県開業
白鳥歯科インプラントセンター

1 下顎骨右側オトガイ部にOSTEOTOMY KIT OT7S-3を用いて骨切りを行ったところ．インサートの厚さが0.35mmと非常に薄く，最小限の幅で骨切りが可能となる．

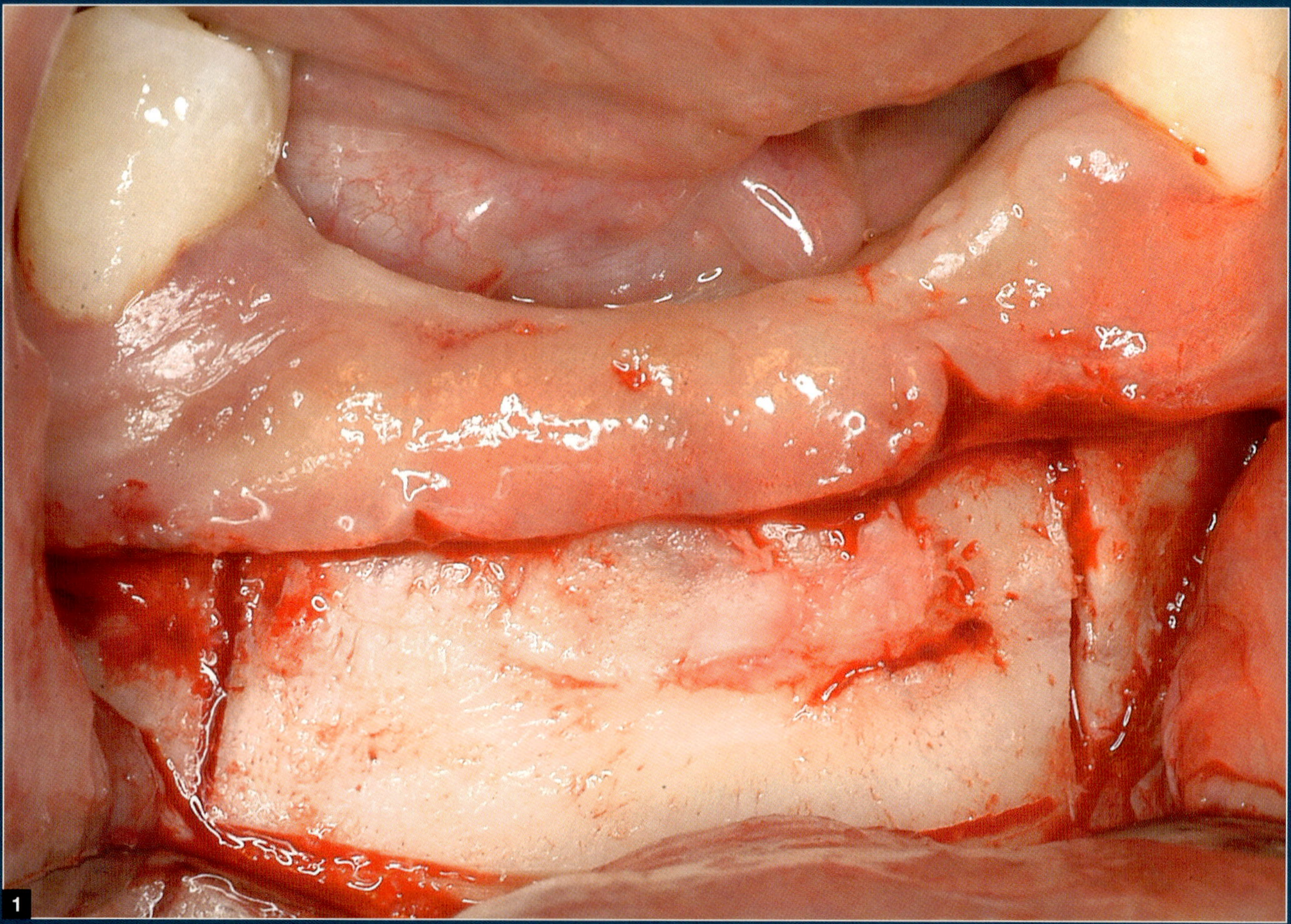

PART1 巻頭アトラス：私の使いどころ
レーザー＆ピエゾでこれができた！

解説

患者は1990年2月10日生まれ，女性．2005年11月4日，交通事故により下顔面を受傷．形成外科を退院後，当インプラントセンターを2006年3月14日に受診．外傷により上顎骨，下顎歯槽突起骨折，|1，3 2 1|脱臼，|4頰側転位，1|外傷性歯髄壊死，|1歯冠破折．下顎骨歯槽突起欠損部をディストラクションにより再生，欠損部にインプラントを応用し，歯列矯正を行って口腔環境を整えた．

◆ピエゾ使用機種
「ピエゾサージェリー®」
（株）インプラテックス

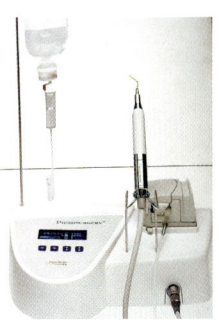

Dr. Tomaso VercellottiがMectron社と共同開発した骨切りに特化した超音波装置．本体のモードの変更と専用チップの選択で歯科領域のさまざまな骨手術で有用である．

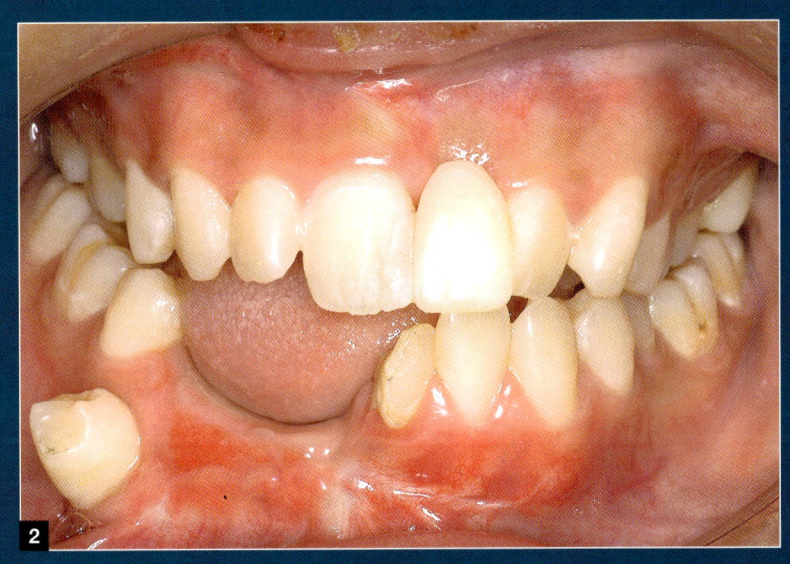

2 初診時口腔内写真．交通事故により上顎骨，下顎歯槽突起骨折，|1，3 2 1|脱臼，|4頰側転位，1|外傷性歯髄壊死，|1歯冠破折．受傷後4か月で当インプラントセンターを受診．

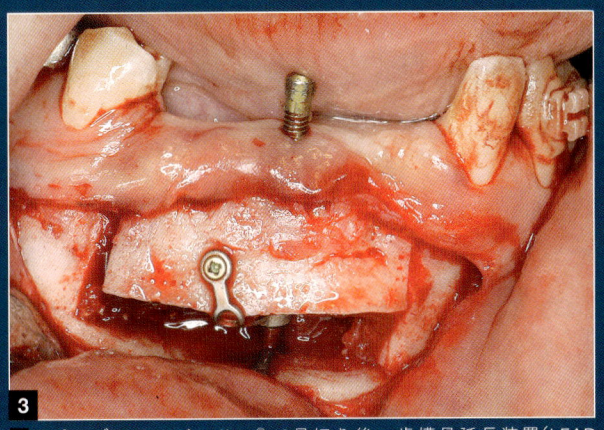

3 ピエゾサージェリー®で骨切り後，歯槽骨延長装置（LEAD SYSTEM）を装着．最終牽引位置の確認時の写真を示す．理想とする歯槽骨のボリュームが獲得できる方向とディストラクターの回転数を確認する．

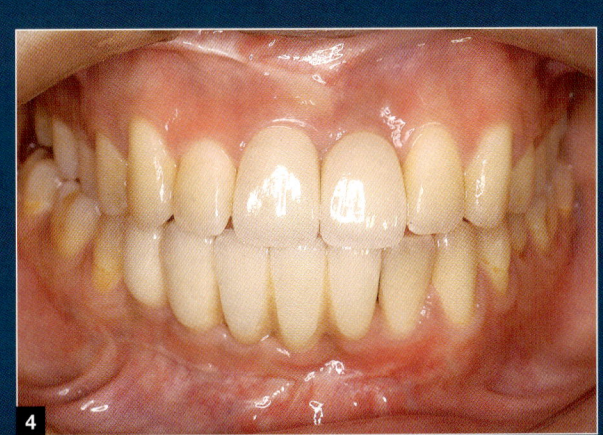

4 矯正装置撤去，最終補綴物装着後3年の口腔内写真．

ケースの詳細は82pへ！

歯科用CT&マイクロスコープ "最新17機種"の選び方活用法ガイド

別冊 the Quintessence

そこが知りたい!!

歯科用CT&マイクロスコープ

「臨床にあった機種」選び方&活用法ガイド 2009

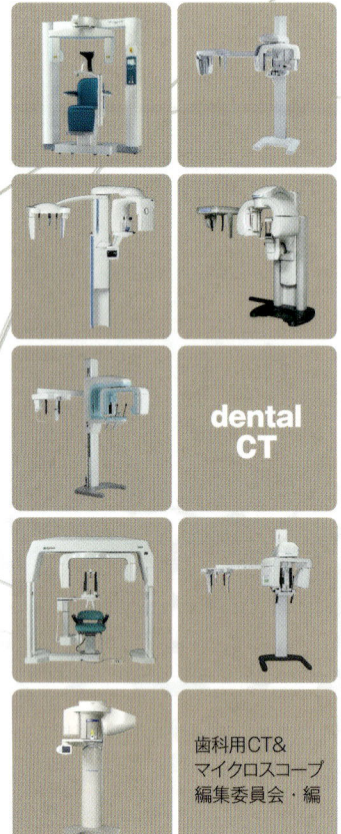

dental CT

歯科用CT&マイクロスコープ編集委員会・編

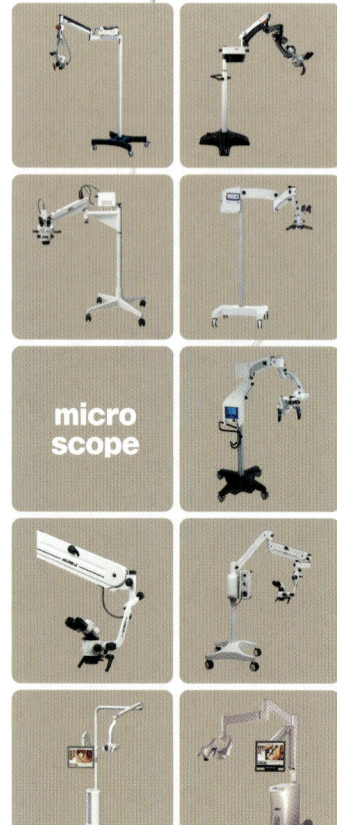

micro scope

これからの臨床に欠かせない 最新17機種徹底ガイド

- 読像・活用・機種選びのための**用語解説**
- 各機種**スペック一覧表**
- CT&マイクロスコープ **Q&A**
- 導入への1point **アドバイス**

これから導入を検討するドクターもスラスラわかる

― 臨床でどこまで観察できるのかわかる
― 各機種の特長がわかる
― ユーザーレポート&臨床レポートで可能になった治療がわかる
― 関連アイテムがわかる

クインテッセンス出版株式会社

● サイズ:A4判変型　● 166ページ　● 定価:4,725円（本体4,500円・税5%）

クインテッセンス出版株式会社
〒113-0033　東京都文京区本郷3丁目2番6号　クイントハウスビル
TEL 03-5842-2272（営業）　FAX 03-5800-7592　http://www.quint-j.co.jp/　e-mail mb@quint-j.co.jp

PART 2

レーザー各製品のそこが知りたい

株式会社モリタ／内野泰樹

株式会社ジーシー／徳永哲彦

アストラテック株式会社／佃　宣和

有限会社ウェイブレングス／Steven Parker

活用のための

歯科用レーザー保険適用解説

歯科用レーザーの「活用」のために，とくに理解していただきたい保険診療適用のための用語をピックアップしました．これらがわかれば，歯科用レーザーの性能をいっそう活用しやすくなるでしょう．

用語1　手術時歯根面レーザー応用加算（手術歯根）

歯肉剥離掻爬手術または歯周組織再生誘導手術において，明視下で蒸散により歯根面の歯石除去を行うことが可能なものとして保険適応となっているレーザー機器（Er:YAGレーザー）を用いてレーザー照射を行った場合に加算する．2010年度診療報酬改定時に新設．＋40点

[施設基準]
①当該レーザー治療にかかわる専門の知識および5年以上の経験を有する歯科医師が1名以上いること．
②歯周組織再生手術の届出を行った保険医療機関であること．
③歯肉剥離掻爬手術または歯周組織再生誘導手術において，レーザー照射により当該手術対象歯の歯根面の歯石除去等を行うことが可能な機器を備えていること．

用語2　レーザー応用によるう蝕除去にかかわる加算（う蝕無痛）

2008年度の診療報酬改定において，はじめてレーザー応用に関する項目が新設された．2010年度の診療報酬改定で40点が加算できることになった．

1）う蝕歯即時充填形成（充形）または窩洞形成（KP）に加算．
2）エアタービン等歯科用切削器具を用いることなく，レーザーを応用して疼痛の発現を抑制しながら，う蝕歯の充填処置のためのう蝕除去および窩洞形成を行うことを評価したものであり，エアタービン等の切削器具を用いた場合は算定しない．
3）認められているレーザー機器はEr:YAGレーザーおよび罹患象牙質除去機能付レーザーである．
4）施設基準の届出を行った保険医療機関において，保険適用となっているレーザーによる照射を行った場合に算定できる．
5）診療報酬明細書の「摘要」欄に部位を記載すること．なお，「傷病名部位」欄の記載から部位が明らかに特定できる場合は記載を省略して差しつかえない．

[施設基準]
①レーザー治療にかかわる専門の知識および5年以上の経験を有する歯科医師が1名以上いること．
②無痛的に充填のためのう蝕除去および窩洞形成が可能なレーザー機器を備えていること．

PART 2 レーザー各製品のそこが知りたい

アーウィン アドベール

モリタ

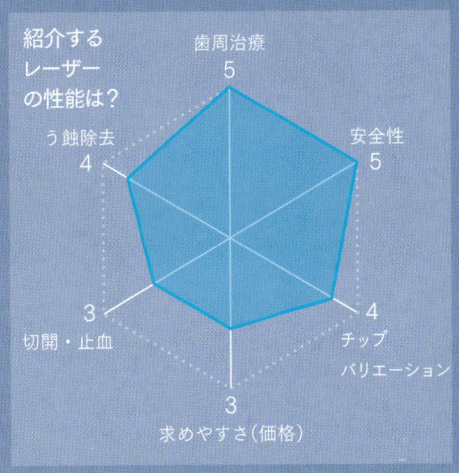

痛みと振動が少なく人にやさしい Er:YAG レーザー装置 アーウィン アドベール

歯科治療の新しい方法として注目されているレーザー治療．モリタの開発したEr:YAGレーザー装置アーウィン アドベールは，レーザー治療に必要なすべての機能をコンパクトでスタイリッシュなボディに集約．さまざまな治療シーンに対応できる多彩なコンタクトチップとフレキシブルな操作性が，患者さんの負担をやわらげ，院内の効率的なレーザー治療を実現します．

2010年4月より 保険適用範囲が拡大されました

う蝕歯無痛的窩洞形成加算　20点 ▶ 40点

手術時歯根面レーザー応用加算　新設 40点

歯肉剥離掻爬手術または歯周組織再生誘導手術について，レーザー照射により当該手術の対象歯の歯根面の歯石除去等を行った場合に算定可

本欄で紹介する製品の問合先は
株式会社モリタ
http://www.dental-plaza.com
大阪本社：〒564-8650 大阪府吹田市垂水町3-33-18
　　　　　Tel. 06-6380-2525
東京本社：〒110-8513 東京都台東区上野2-11-15
　　　　　Tel. 03-3834-6161

アーウィン アドベール

患者さんにやさしい Er:YAG レーザー装置「アーウィン アドベール」.

アーウィン アドベールは，レーザー治療に必要なすべての機能をコンパクトでスタイリッシュなボディに集約．さまざまな治療シーンに対応できる多彩なコンタクトチップとフレキシブルな操作性が患者さんの負担をやわらげ，院内の効率的なレーザー治療を実現します．

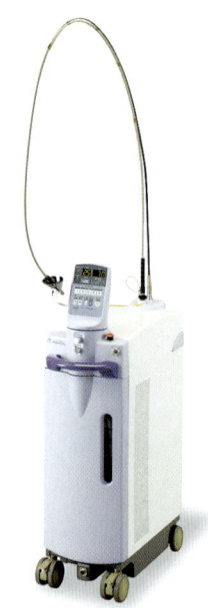

痛みと振動が少なく人にやさしい Er:YAG レーザー装置「アーウィン アドベール」．

多様な臨床に対応可能

今回ご紹介させていただくのは，Er:YAG レーザー装置「アーウィン アドベール」です．Er:YAG レーザーの最大の特徴は，硬組織・軟組織の両方に対応できることであり，う蝕除去から歯周ポケットへの照射に至るまで，さまざまな使用目的と効能・効果が薬事承認されています．

レーザー装置といっても CO_2 や Nd:YAG，半導体レーザーなど異なる波長が存在し，それぞれに得意とする臨床分野が異なります．そのなかで，多様な臨床に対応可能なレーザー装置が Er:YAG レーザー装置「アーウィン アドベール」というわけです．

高い安全性と耐久性

Er:YAG レーザーは，水に対する吸収特性が CO_2 レーザーの10倍ともいわれており，その高い水への吸収性を利用して，水の爆発エネルギー・蒸散エネルギーへと変化することで切開・形成・除去等の処置を行うという原理です．

照射部表層での反応ですので，熱の発生は微小で痛みも少なく，安全性が高いといえます．また，照射部周囲組織への影響がほとんどみられません．これは，"ペリインプランタイティス"への応用が急速に広がっていることへの裏づけともいえます．

出力エネルギーは最小30mJから最大350mJ，パルスは最大25パルスまで照射できます．ファイバーは中空ファイバーを採用することで，出力エネル

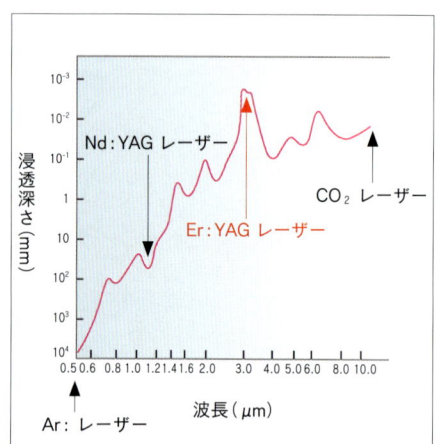

レーザーの水に対する吸収スペクトル．

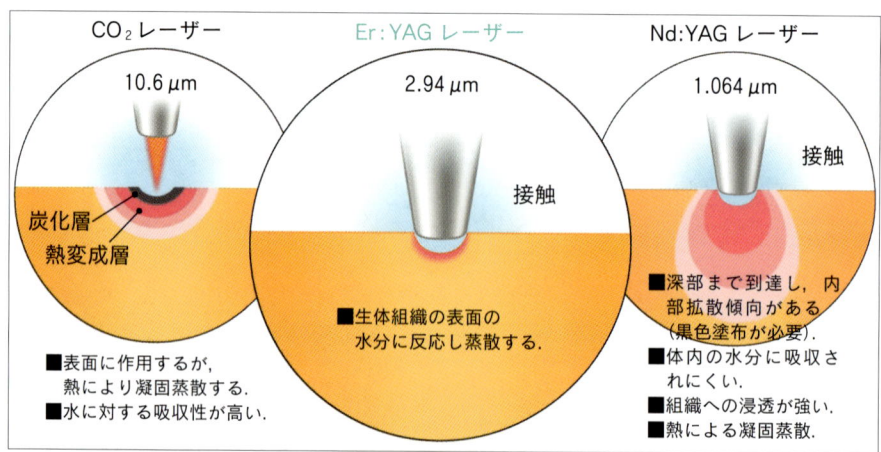

Er:YAG レーザーは，蒸散という反応が照射部の表層に限定されて行われるため，他のレーザーのように透過光による組織深部への影響が少なくてすみます．またエナメル質にクラックが起こりにくい，熱の発生が微小，痛みが非常に少ないなども魅力の1つです．

PART 2 レーザー各製品のそこが知りたい

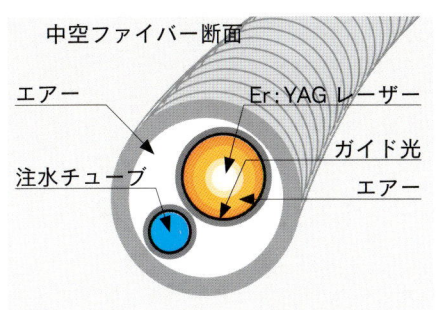

フレキシブル&タフネス：レーザー光，ガイド光，エアーを同軸上に内蔵した耐久性のある特殊中空ファイバー．細くてとてもフレキシブル，高い耐久性も大きな特徴です．

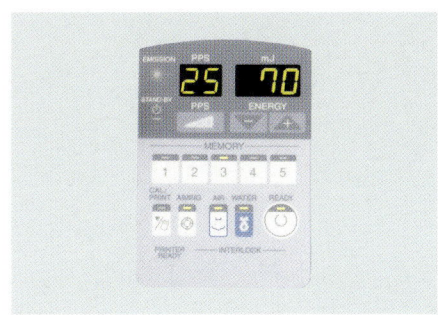

5モードメモリー：モードメモリーが5つの照射パターンを記録します．また迅速な治療開始ができるので，患者さんをお待たせしません．

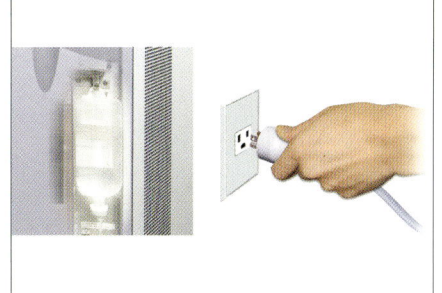

イージーセッティング：コンプレッサーやウォーターパックを内蔵したオールインワンタイプ．電源をコンセントに差し込むだけですぐお使いになれます．

ギーを減衰させにくい構造となりフレキシブルかつ耐久性も向上しました．

モードメモリーは5つの照射パターンを記憶させて迅速に治療が開始できます．コンプレッサーやウォーターパックを内蔵していますので電源のみでセッティングできます．チップバリエーションも13種類あり，多様な症例にアプローチできます．

主な使用目的と効能

主な使用目的と効能・効果は硬組織疾患（う蝕除去・くさび状欠損の表層除去），歯周疾患（歯周ポケットへの照射・歯石除去・歯肉整形・ポケット掻爬・フラップ手術），軟組織疾患（歯肉切開・切除・口内炎の凝固層形成・小帯切除・色素沈着除去）です．

水に吸収特性のあるEr:YAGレーザー装置「アーウィン アドベール」は，組織侵襲を最小に抑えられることからポケットなどの歯周組織に直接レーザーを照射できるメリットがあります．これは，バクテリア等のウイルスに直接反応して死滅させる効果が期待でき，急性・慢性どちらの症状も大きく改善できます．

歯周ポケットへ直接アプローチできるPS600Tの発売により，さらに効率的に歯周組織に照射できるようになりました．2010年4月より"手術時歯根面レーザー応用加算（40点）"として，新たに保険収載されました．まさにEr:YAGレーザーの独断場です．

また，無麻酔で処置できることが多いうえ，タービン等の回転切削器具のような"キュイーン"音ではないため，患者さん，とくに小児への負担や恐怖心を軽減でき，患者満足度を高めてくれる機器だといえます．

う蝕の蒸散が保険収載に

そして，Er:YAGレーザーしか薬事承認されていないのが硬組織への対応です．その他のレーザーは，軟組織の切開・凝固・止血をメインに利用されていますが，Er:YAGレーザーはう蝕の蒸散も可能です．う蝕の蒸散に関しては2010年4月，"う蝕歯無痛的窩洞形成加算が20点より40点に変更"となりました．これは歯を削るエネルギーがあるにもかかわらず，健全な歯質にはダメージを与えないということが実証されたからです．

タービン等の回転切削器具との併用は"MI治療"の実践にとっても有効であり，現代の歯科治療には必需品ともいわれております．

症例に合わせた選択を

最後に，皆さんにご理解いただきたいことは，レーザー装置といっても波長の違いにより得意技も異なるため，使用したい症例に合わせてレーザー装置を選択することが重要だということです．価格や大きさも異なりますが，それぞれの特徴を理解したうえで，当社のEr:YAGレーザー装置「アーウィン アドベール」をご選択いただければ幸いです．きっとお役に立てると確信しております．

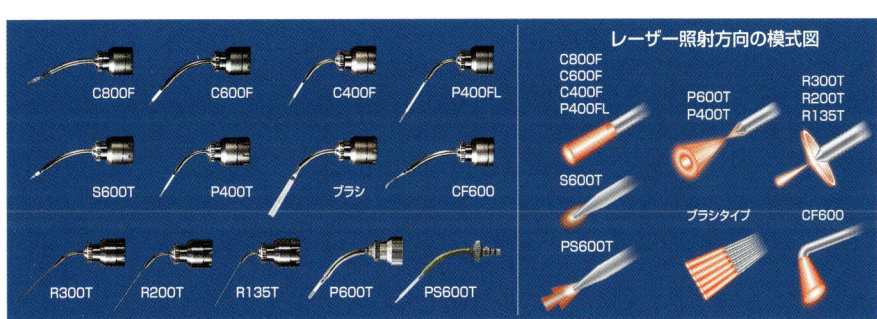

硬組織から軟組織の治療まで広範に対応できる，13種類のコンタクトチップをラインアップ．

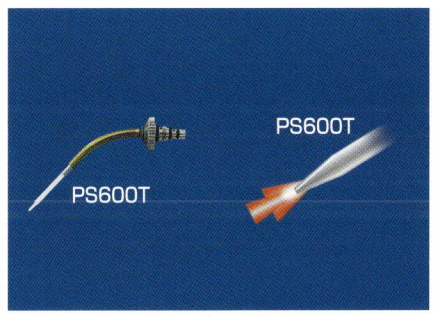

歯周ポケットへ直接アプローチできるPS600Tの発売により，さらに効果的に歯周組織へ照射可能に．

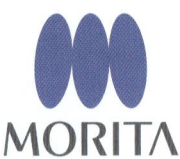

高い確率で隠れたカリエスを見つける

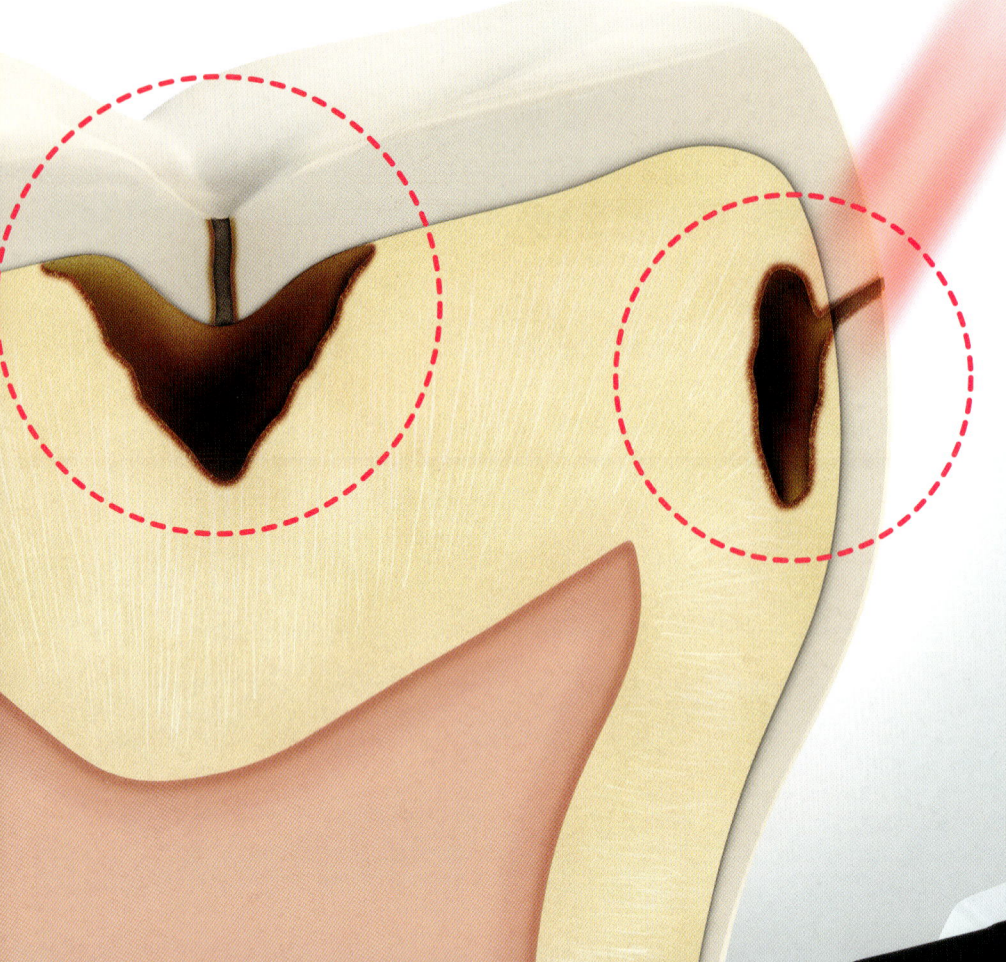

光学式う蝕検出装置
ダイアグノデント ペン

レーザーだから歯にやさしい
コードレスだから扱いやすい

より正確にカリエスを診断

カリエス検出率90％の高い確率でカリエスを発見することができます。
この診断結果に基づき、健常歯を保持する適切な治療計画を立てることが可能です。

レーザー光で検知

歯面に655nmのレーザー光を照射することで起こる蛍光反射を測定し、隠れたカリエスや表層下カリエスを検出し、その状態を数値化します。このレーザー光線は、最大2mmの深さまで到達し、健全な歯質には低い値が示されますが、カリエスを含め歯質が変化している場合には、高い値が示されます。

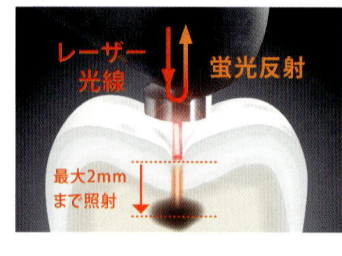

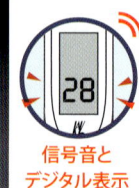

〈商品構成〉
- ダイアグノデント ペン本体
- リモートディスプレイ
- 裂溝用プローブ　●隣接面用プローブ
- グリップスリーブ 2個　●ステリボックス
- スタンダードC　●プローブガード
- プローブホルダー　●単3電池(1.5V)×1

● 標準価格 398,000円
● 販売名 ダイアグノデント ペン 2190
● 一般的名称 光学式う蝕検出装置
● 医療機器承認番号 22100BZX01002000
● 医療機器の分類 管理医療機器（クラスⅡ）

Happy Smiles & Heartful Communication

製造販売　カボ デンタル システムズ ジャパン株式会社
　　　　　大阪市中央区南船場1-18-17　商工中金船場ビル12F

- 掲載商品の標準価格は、2010年4月21日現在のものです。標準価格には消費税等は含まれておりません。
- 仕様および外観は、製品改良のため予告なく変更することがありますので、予めご了承ください。
- ご使用に際しましては、製品の取扱説明書と添付文書を必ずお読みください。

発売　株式会社 モリタ
大阪本社　大阪府吹田市垂水町3-33-18　〒564-8650　TEL:06-6380-2525
東京本社　東京都台東区上野2-11-15　〒110-8513　TEL:03-3834-6161

www.dental-plaza.com

user's report

PART 2 レーザー各製品のそこが知りたい

Er:YAGレーザーで硬・軟組織に対して効率的に施術が可能！

小児から大人まで，う蝕治療を中心に患者からの要望も日に日に増し，コストパフォーマンスにも優れる．

report されるのはこちら

内野泰樹

大阪府開業
内野歯科クリニック

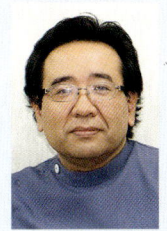

「アーウィン アドベール」
選択の理由

選択基準として，①硬組織をほぼ無痛にて切削できる点，②歯周治療では効率のよいSRPが可能である点，③価格とコストパフォーマンスに優れている点を考えた．保険診療が可能であり，基本的にはSRPが前歯58点，小臼歯62点，大臼歯68点，平均すると62.7点となる．月々の支払いが7万円前後とすると，ひと月に約120歯に対して施術すれば支払い可能で，実働日数20日とすると1日換算で6歯ということになり，コスト的な問題はクリアできると判断した．

購入をお勧めする理由

当院では6年前から炭酸ガスレーザーを導入していたが，硬組織への対応や，効率的なSRPを考慮した場合，やや不満があった．その点，Er:YAGレーザー「アーウィン アドベール」は優れていると感じる．また，小児患者やタービンに恐怖感のある大人でも，小さなう蝕程度ならまったく痛みを与えずに治療可能なので，「つぎもレーザーで治療してほしい」と大変好評である．患者が当院ホームページにアクセスした際の検索ワードを調べたところ，「エルビウムヤグレーザー」と検索して見にきている方がかなりいることがわかった．このことからも，今の時代に必要な機器であると思う．

導入後の使い勝手

ファイバーがいろいろな角度で使えるため，第二大臼歯遠心の歯周ポケットでも確実に照射でき，使い勝手のよさを実感している．また硬組織において，とくにV級窩洞などは歯肉の出血がなく確実に接着できるのも大きな特徴である．弱い出力でも十分に切削できるのでMIを全面に出した診療体系をとれている．治療時間が少し長くかかる点は目をつぶらなければならないだろう．一方，炭酸ガスレーザーと比べると，止血に関してはあまり期待できない．しかし，それを上回る使用感のよさがEr:YAGレーザーの「アーウィン アドベール」にはあると感じている．

これができる！

う蝕治療の際，タービンまたは5倍速エンジンのラウンドバーにて切削していたが，切削時に患者に多少の痛みを与えることがあった．Er:YAGレーザーを導入後はその問題もほぼ解決し，痛みに敏感な患者や小児のう蝕治療にはレーザーが第一選択となっている．

術前の状態．10pps・40mJの出力でチップはC400Fにて照射．照射時に患者の痛みはまったくない．あまり強い出力で照射すると切削は速いが痛みを与えたり，照射部位が白斑様になり，光重合した際にその白さが残ってしまい，きれいな充填ができないので注意が必要．

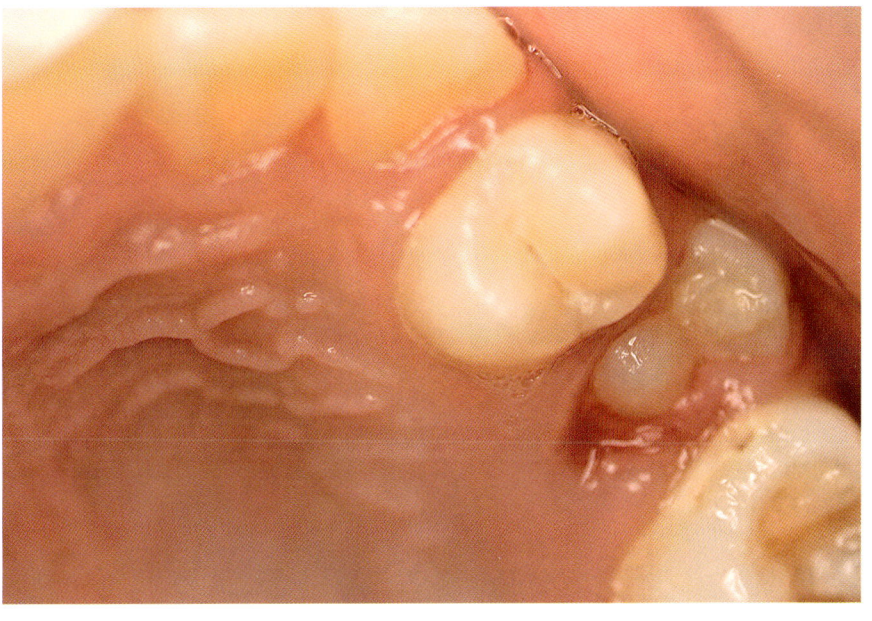

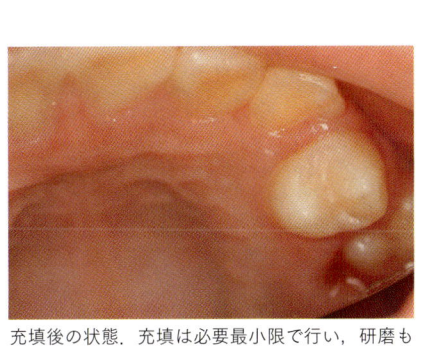

充填後の状態．充填は必要最小限で行い，研磨もできるだけ充填物に限局するように注意することが必要．

症例解説

患者は，11歳の女児．「娘の口腔内が気になる」ということで，母親である当院の患者が連れてきた．診察したところ，4⌋にう蝕を発見した．レーザーを導入する前は，この症例のような小さなう蝕の場合でもタービンまたは5倍速エンジンのラウンドバーにて切削し光重合をしていたが，チェアタイムが長くなるとともに，切削の際に患者に多少の痛みを与えてしまっていた．しかしレーザー導入後，この程度のう蝕ではまったく痛みを与えることはない．この点から，当院では痛みに敏感な患者や小児のう蝕治療にはレーザーが第一選択となっている．

また，パワー（エネルギー）とチップ，患部との距離を変えることで，最小の侵襲で処置が可能となる．スメア層の除去も可能と思われ，多くの症例に使用できる．麻酔下によるタービンでの切削中に偶発的な露髄に遭遇しても，レーザー照射後に直接覆髄を行うと，筆者の経験から予後がよいように思われる．このように麻酔下で行う必要のある大きなう蝕では，タービンとレーザー照射を併用してできるだけ歯髄を残すように努めている．レーザー導入後は，その成功率が伸びたと実感している．

最後に，レーザー使用時はマイクロスコープを併用することが望ましく，少なくとも拡大鏡の使用はお勧めしたい．それにより必要最小限の照射で確実なう蝕除去が可能となる．

レーザーを用いた小児患者のう蝕治療

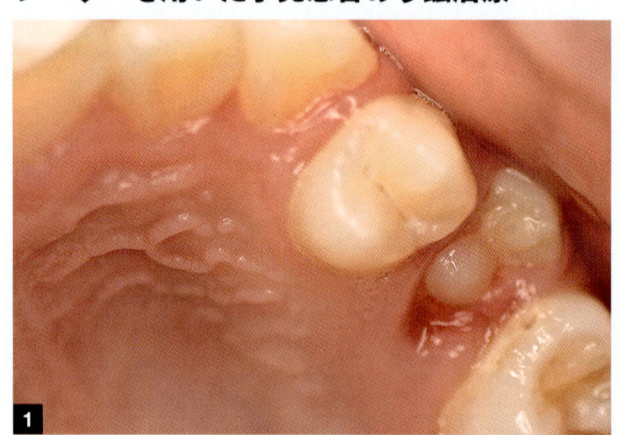

1 術前の状態．10pps・40mJ の出力でチップは C400F にて照射．照射時に患者の痛みはまったくない．あまり強い出力で照射すると切削は速いが痛みを与えたり，照射部位が白斑様になり，光重合した際にその白さが残ってしまい，きれいな充填ができないので注意が必要．

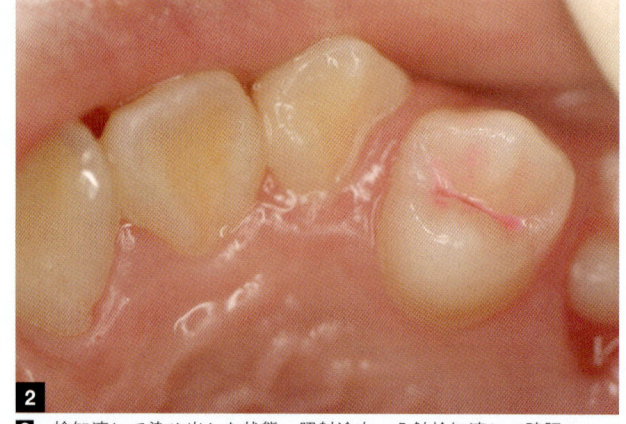

2 検知液にて染め出した状態．照射途中，う蝕検知液にて確認．この過程を何度か繰り返す．白斑が残らないように出力を調整しながら，ゆっくり照射していくのがポイント．

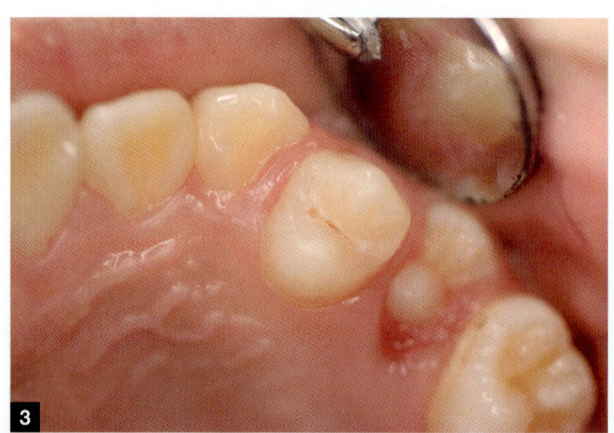

3 レーザーによる照射時．照射が終わったら，通法どおりに光充填を行う．このときにも窩洞がタービンや5倍速エンジンの窩洞より小さいことが多いので充填量を注意しなければならない．

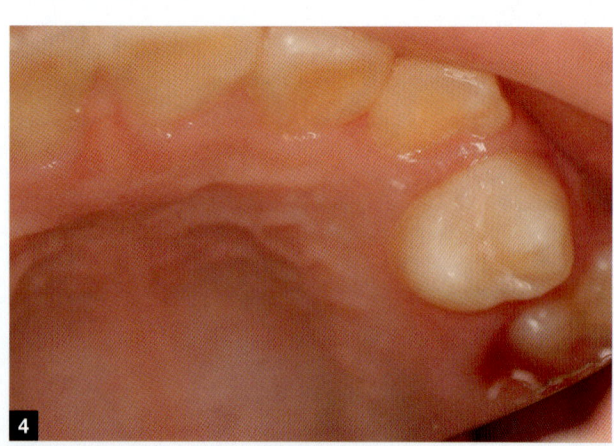

4 充填後の状態．充填は必要最小限で行い，研磨もできるだけ充填物に限局するように注意することが必要．

PART 2 レーザー各製品のそこが知りたい

ジーシー　ナノレーザーGL‑Ⅲ

SUPER FLEXIBILITY
炭酸ガスレーザー手術装置「ナノレーザーGL‑Ⅲ」

中空ファイバーを採用したフレキシブルな操作性と，症例により２つの発振モードと３つの照射モードを設定でき，ワンタッチのメモリーで操作可能なコントロール性に優れたレーザー手術装置をジーシーからお届けします．

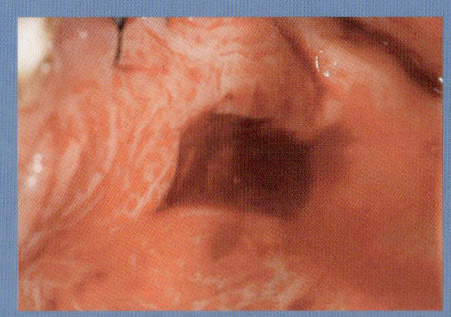

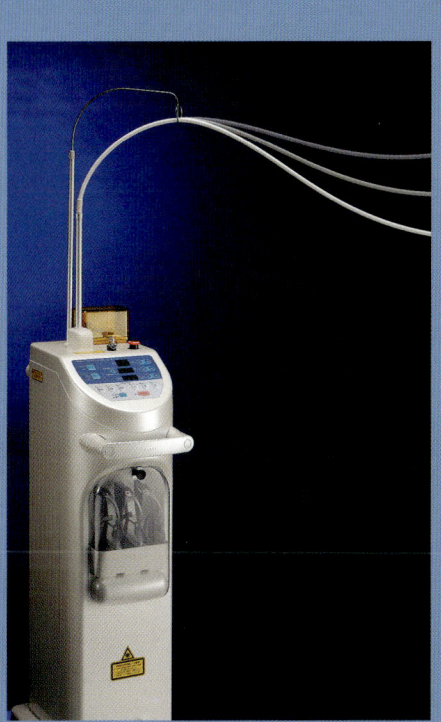

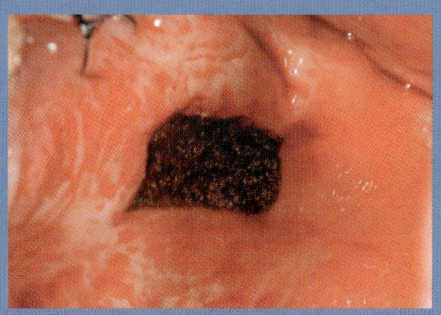

「ナノレーザーGL‑Ⅲ」により口蓋から移植する粘膜組織をメスで除去後に止血・凝固した症例．２日後には若干の瘢痕は残っているがほとんど治癒している．

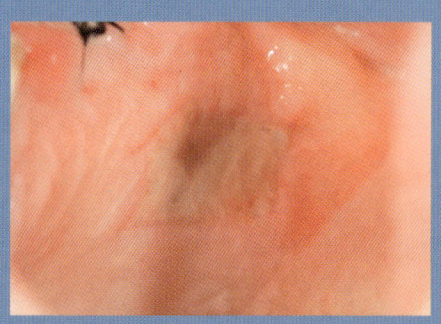

本欄で紹介する製品の問合先は
株式会社ジーシー
http://www.gcdental.co.jp/
〒174‑8585 東京都板橋区蓮沼町76‑1
DIC（デンタルインフォメーションセンター）
お客様窓口 0120‑416480
またはお近くの支店・営業所へ

ジーシー　ナノレーザーGL‑Ⅲ

SUPER FLEXIBILITY
炭酸ガスレーザー「ジーシー　ナノレーザーGL‑Ⅲ」はフレキシブルな操作性により効率的な治療を実現するレーザー手術装置です．

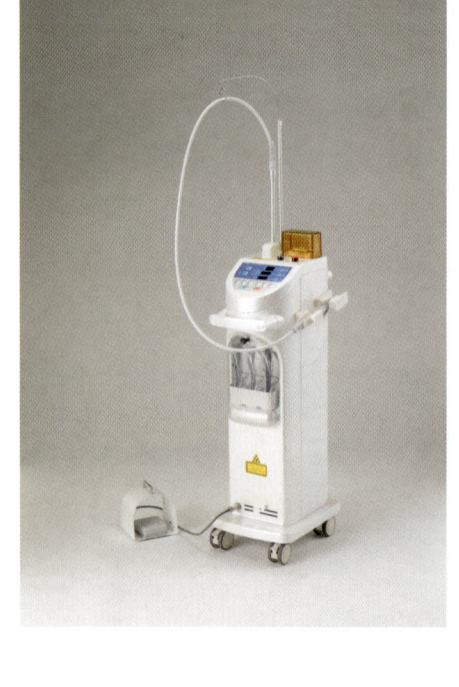

炭酸ガスレーザーの普及により，さまざまな症例での使いやすさが求められていますが「ナノレーザーGL‑Ⅲ」は術者のコントロール性や操作性を重視した中空ファイバーを採用したフレキシブルな設計です．

術者にやさしい操作性と抜群の使用感

柔軟性に優れた中空ファイバーを採用し，指先感覚がストレートに反映でき，滑らかな動きで曲げにも強く，効率よく自在な操作が可能です．

また，ハンドピースはスリムなペンシルタイプでフリー感覚が抜群の360°回転するスイベル方式を採用．アタッチメントは60°デンタルアタッチメントと6種類のニードルアタッチメントで多様なシーンに対応．

着脱容易なマグネット固定式で，ガイド光の光源により照射部位を容易に特定でき，誤射のない治療が行えます．

本体前部には術者・アシスタント・患者さん用に3個の保護メガネを収納でき，紛失や損傷を防ぎます．上部にはアタッチメントケースを設置し，アタッチメント，ニードルなど，使用後はケースに収納したままオートクレーブ滅菌も可能．移動時にはフットスイッチ，コードも固定でき，床の引きずりもありません．

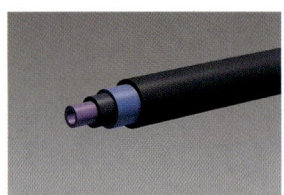

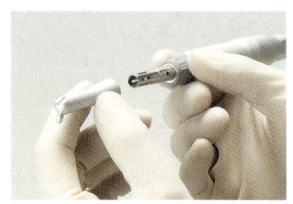
ガラスチューブ内面に薄膜の金属や樹脂をコーティングした中空ファイバー．

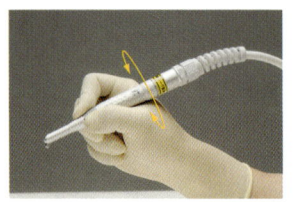
360°フリーに回転し，部位へのアプローチが容易です．

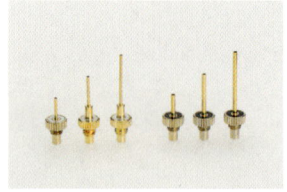
アタッチメントはマグネット固定で着脱・交換がスピーディ．

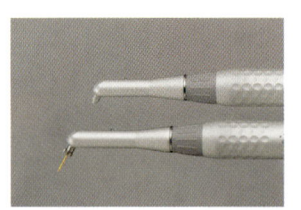
ファイバーユニット，60°デンタルアタッチメントと60°ニードル．

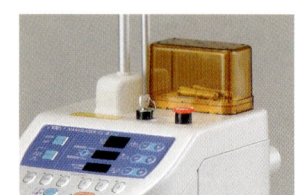
ニードルチップS／ニードルチップともに長さ5・10・15mmを用意．

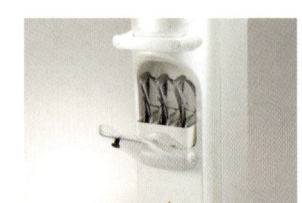
3個の保護メガネをまとめて収納．

ニードル，アタッチメントを収納．そのままAC滅菌も可能．

PART 2 レーザー各製品のそこが知りたい

効率的な治療を実現するコントロール機能

　発振モードはパルス間隔を長めにした繰り返し発振で熱感を軽減するスーパーパルスとノーマルの2モード．照射モードも連続・リピートパルス・シングルパルス照射から設定できます．さらに休止時間設定機能により出力や照射時間と組み合わせてオリジナルモードも設定できます．

　照射(休止)時間の設定は1～500mSec(秒)までの12段階．便利な積算機能も付与しています．

　コントロールパネルは見やすさ，使いやすさを重視．日常使うキーを前面に配置．凝固，蒸散，切開の基本3パターンに，ブランクメモリー3個の計6メモリーを用意．目的の照射をワンタッチで行えます．

　日常の臨床で機会の多い止血・凝固や歯肉の除去・切除，そしてメラニン色素を含んだ歯肉の蒸散，インプラント周囲組織の除去など，外科処置にも活用できます．

□ ナノレーザーGL-Ⅲパルスモード

照射モード／発振モード	CW (Continuous Wave) [CW]	リピートパルス [REPEAT] 1～500mSec.12ステップ	シングルパルス [SINGLE] 1～500mSec.12ステップ
ノーマル [NOR]	4W	4W	4W
スーパーパルス [SP]	4W	4W	4W

照射(休止)時間設定は1・2・3・5・10・20・30・50・100・200・300・500mSec(秒)の12段階．前面のグレー部分は日常使うキーを，後方のブルー部分には設定・調整用のキーを効率よく設置．

機種スペック

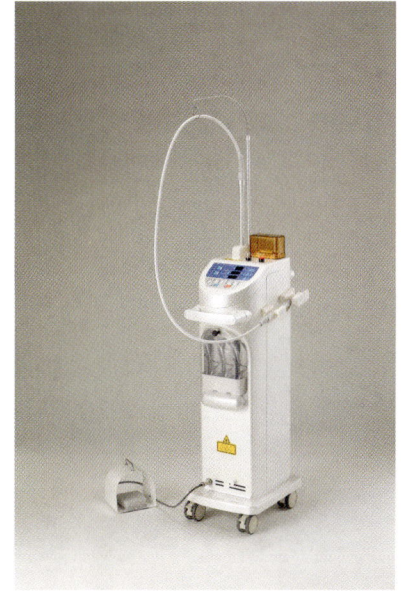

機種名	ナノレーザーGL-Ⅲ
問合先	株式会社ジーシー
レーザーの種類	炭酸ガスレーザー(CO_2レーザー)クラス4
最大設定出力	7.0W(ハンドピース部先端，アタッチメント未装着時)
最少設定出力	0.5W(ハンドピース部先端，アタッチメント未装着時)
出力調整範囲	ノーマル発振0.5～7.0W(22段階)，スーパーパルス発振0.5～4.0W(6段階)
発振波長	10.6μm
焦点スポットサイズ	Φ0.45mm
照射面積(最小)	0.16mm^2
照射時間設定	1～500mSec(12ステップ)
レーザー発振モード	ノーマル発振，スーパーパルス発振
レーザー照射モード	連続照射，リピートパルス照射，シングルパルス照射
ガイド光	半導体レーザー(波長635～670nm)1mW以下
アシストエアー	圧縮空気(最大流量3L/min)

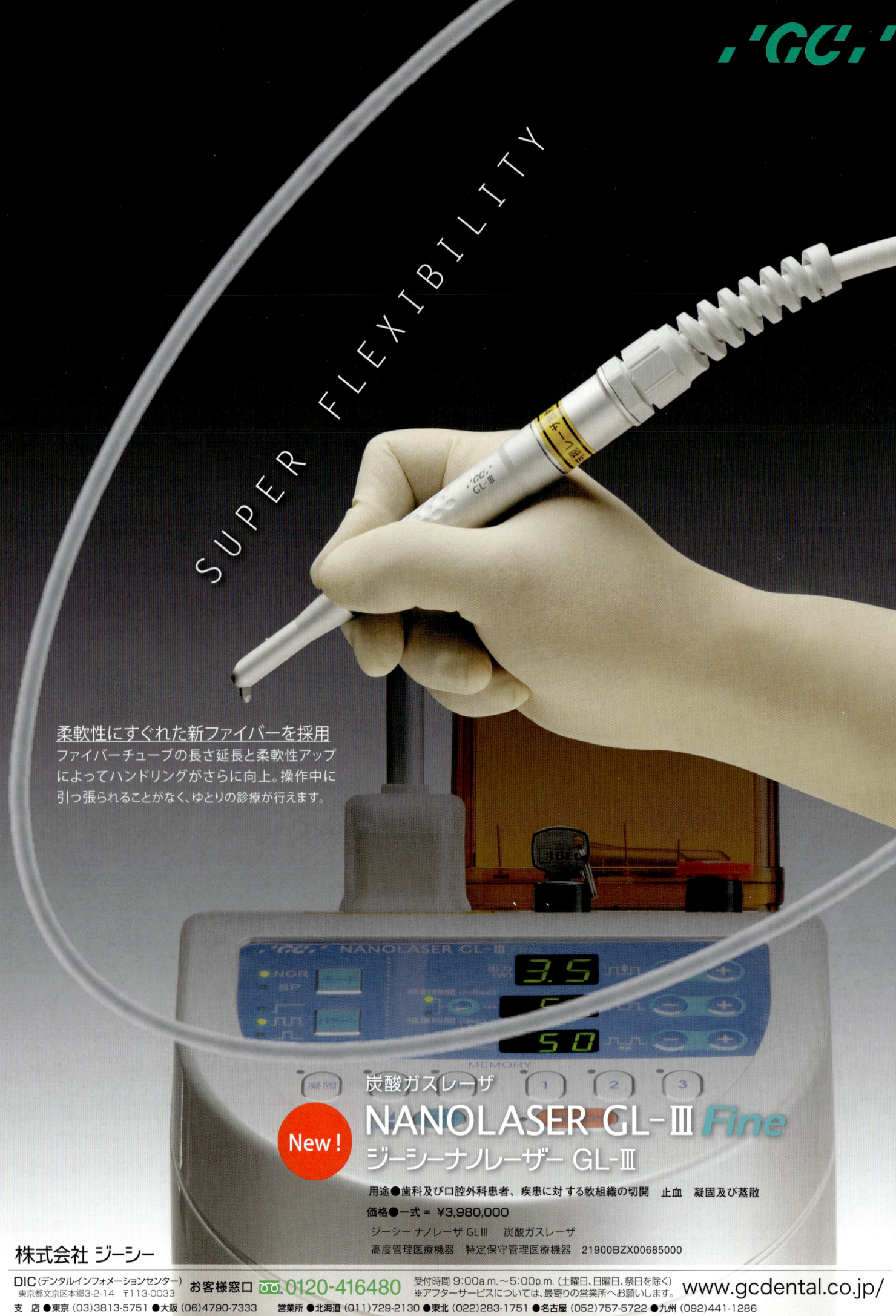

PART 2 レーザー各製品のそこが知りたい

user's report

とてもコンパクトな ファイバー方式の 炭酸ガスレーザー 「ナノレーザーGL-Ⅲ」

炭酸ガスレーザーは水分に吸収されやすいため，組織深部への影響が少なく，重大な損傷を与える危険性が少ない．レーザー購入時のファーストチョイスは炭酸ガスレーザーであると考えるゆえん．

report されるのはこちら

徳永哲彦

福岡県開業
徳永歯科クリニック

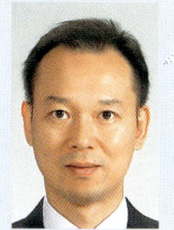

「ナノレーザーGL-Ⅲ」
選択の理由

「ナノレーザーGL-Ⅲ」はとてもコンパクトなファイバー方式の炭酸ガスレーザーである．占有スペースが小さいことは狭い診療室ではありがたい．しかし，そのコンパクトなボディとは裏腹に，スーパーパルスのピーク出力は45Wと国内最高で非常によく切れる．しかもスーパーパルスの設定では，無麻酔での処置も可能．チップはわずか2～3本でほとんどの処置が可能なので，その選択に困ることもない．

購入をお勧めする理由

レーザーにはいろいろな種類があるが，その波長により性質が異なる．炭酸ガスレーザーは水分に吸収されやすいため，組織深部への影響が少なく，重大な損傷を与える危険性が少ない．レーザー購入時のファーストチョイスは炭酸ガスレーザーであると考えるゆえんである．また，炭酸ガスレーザーを使用することにより，創傷の治癒が格段に早くなり，疼痛も少ないことはかなりの利点といえる．

導入後の使い勝手

「ナノレーザーGL-Ⅲ」はファイバー方式であるが，腕や手首にまったく負担を感じないし，手を離したときに1本釣りで魚があがったときのようにハンドピースが暴れることもないので，エアタービンと変わらない感覚で使用できる．また，スイッチを入れてから照射できるまでの立ち上がり時間が約2秒というのは，術者にとってストレスフリーであり，コンパクトで非常に軽いことは女性スタッフにとって負担軽減となっている．

炭酸ガスレーザーによる軟組織の創傷治癒促進について

日常臨床においては，抜歯や歯周外科，インプラント手術などの小手術が頻繁に行われるが，その治癒の経過次第では術後の審美性に問題を起こしたり，信頼関係を壊すことにもなりかねない．従来であれば1週間以上の投薬や，2週間のパックなどの方法で術後感染，術後疼痛等に対処してきたが，炭酸ガスレーザーを用いることにより，わずか数日での抜糸やパック除去ができ，術後の疼痛緩和や治癒促進をはかりながら，より美しい治癒形態を作ることができるようになった．

今回は，パックのできない部位，下顎左側口唇にできた小指頭大の脂肪腫摘出術の経過をみながら，炭酸ガスレーザーの効果を確認してみたい．

下顎左側口唇にできた小指頭大の脂肪腫摘出術

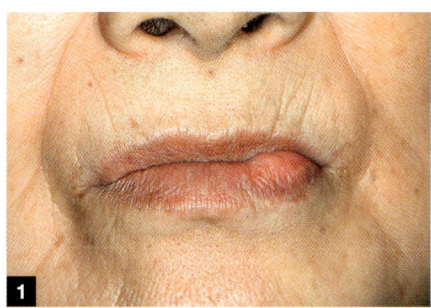
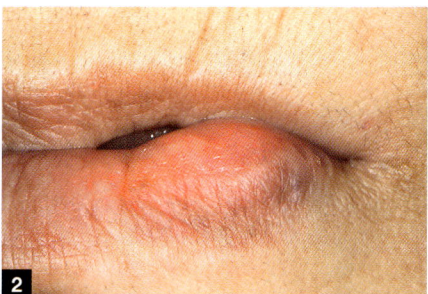
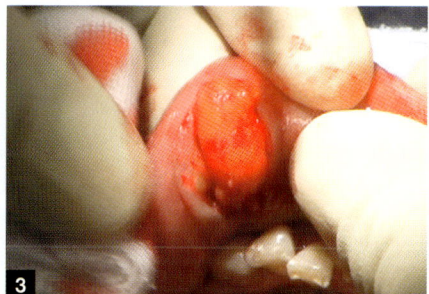

1 「半年前から徐々に下顎左側口唇が腫脹してきた．摂食時に咬んで痛いのでどうにかしてほしい」と来院．

2 3 約2cmの切開を行い，できる限り周囲組織を損傷しないように脂肪腫を一塊として摘出する．

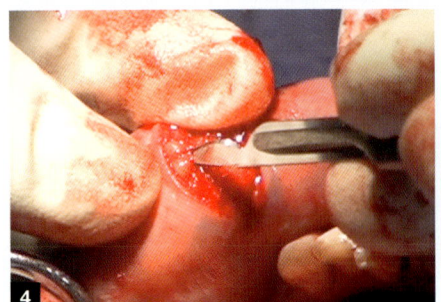
4 もう1つの小さな腫瘤も同様に切除．

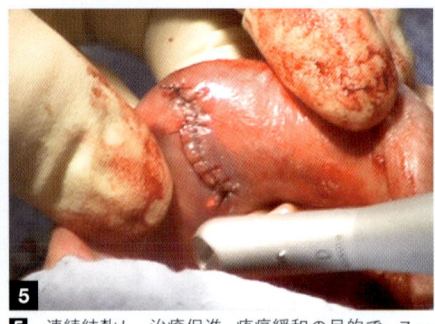
5 連続結紮し，治癒促進，疼痛緩和の目的で，スーパーパルス0.5Wで3分ほど切開部とその周辺に照射して手術を終了．

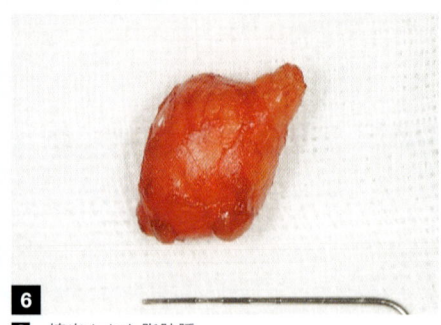
6 摘出された脂肪腫．

7 手術翌日．軽度の腫脹と周辺部の内出血がみられる．押さえると痛いが，摂食時を含めて通常はまったく痛みはないとのこと．
8 内出血がみられる部位にスーパーパルス0.5Wで3分ほど照射．

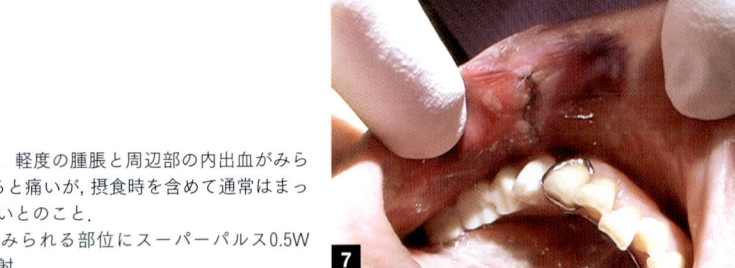
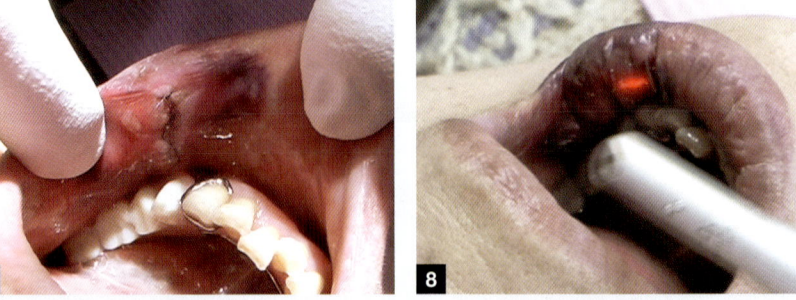

9 10 2日後．抜糸し，切開部および内出血部にスーパーパルス0.5Wで2分ほど照射．

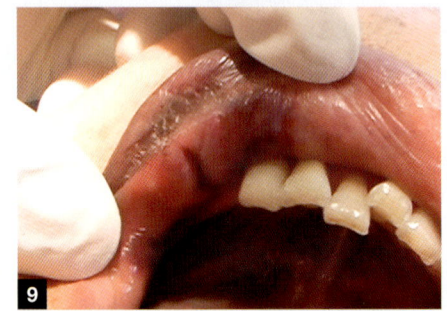
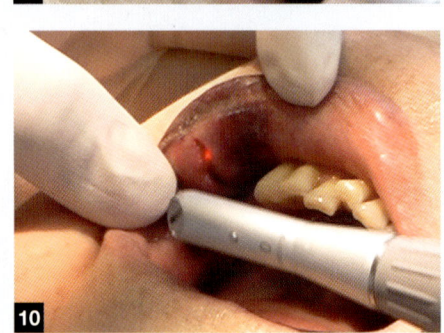

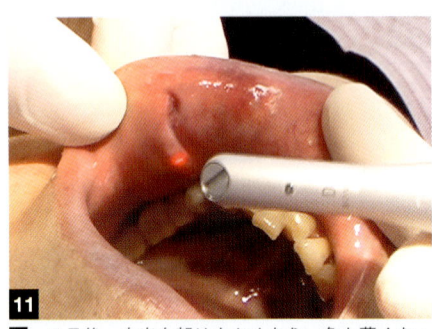
11 6日後．内出血部は小さくなり，色も薄くなっている．さらにスーパーパルス0.5Wで2分間照射．

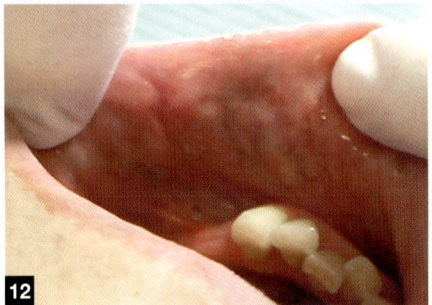
12 16日後．切開部はほぼ正常に治癒．

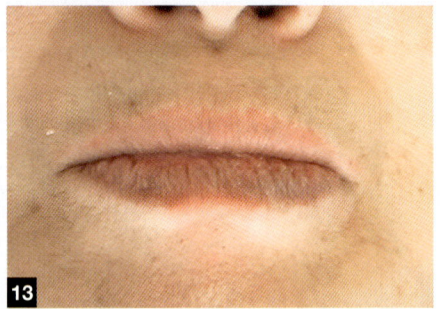
13 同16日目の外観．内出血も消失し，ほぼ完全に回復．

　手術後3日間は抗生剤と鎮痛剤を投与したが，その後は鎮痛剤も必要なかった．
　一度，腫脹や疼痛を与えてしまうと二度目の手術を拒否されたり，不安をもたれてしまうことになり，治療が思うようにいかなくなることがある．また，同一部位で複数回の手術が必要な場所では，切開の瘢痕が残ることにより，審美性を失うことが懸念される．この症例でもわかるように，軟組織の創傷治癒において炭酸ガスレーザーを使用することで，腫脹や疼痛を軽減できるうえ，抜糸の時期を術後1〜2日とすることができ，結果として瘢痕のない治癒形態を作ることができる．炭酸ガスレーザーは術者にとって便利な器機であるばかりでなく，患者との信頼関係を築くうえでも非常に有効なツールであると考えている．

PART 2 レーザー各製品のそこが知りたい

インパルス デンタルレーザー

最先端のレーザー治療が，患者本位の治療を実現します

歯科医院でのさまざまな使用状況を考慮した優れた操作性を実現．

アストラテック

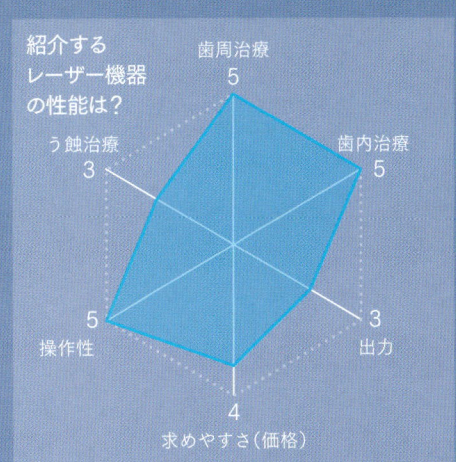

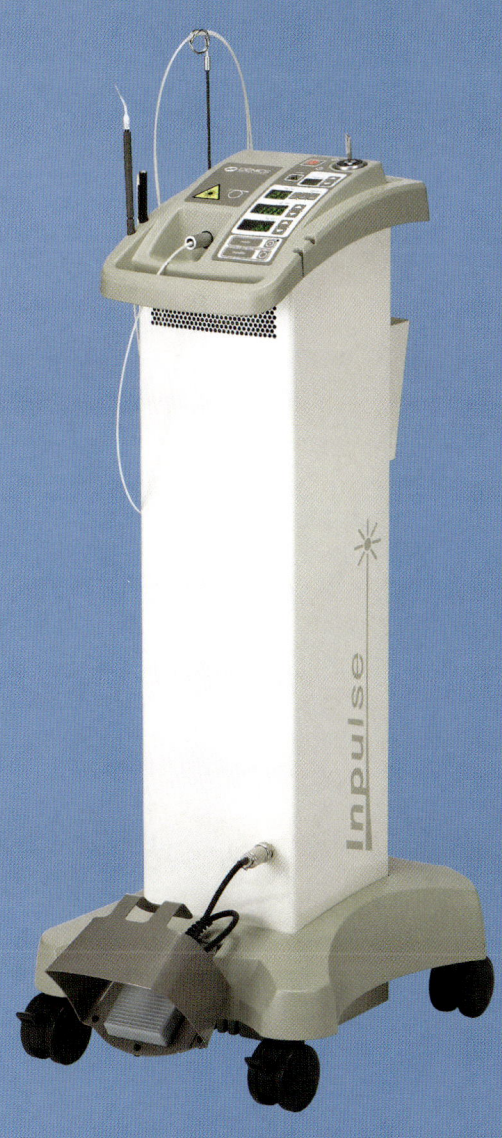

本欄で紹介する製品の問合先は
アストラテック株式会社
http://www.astratech.jp/
〒151-0051 東京都渋谷区千駄ヶ谷1-7-16
Tel. 03-5775-0515

インパルス デンタルレーザー

確実に，安全に，そして快適な治療のために．

歯科医院でのさまざまな使用状況を考慮した優れた操作性．

安全な治療を実現するパルス発振型Nd:YAGレーザー

Nd:YAGレーザーの波長（1,064nm）は体内の水分や血液に吸収されにくく，組織の内部まで浸透する性質をもっています．しかし，インパルス デンタルレーザーは連続波ではなく，パルス発振の照射方式を採用することにより，照射による熱の深達度を制御することが可能になりました．これにより，熱作用による影響や危険性が少ない状態での切開，止血，凝固，蒸散を行うことが可能です．

ほとんどの症例において麻酔なしでの治療が可能

インパルス デンタルレーザーのパルス幅は，非常に幅が狭く，高いピークパワーのパルス波を発振するため，熱作用が瞬間的．治療にともなう痛みが大幅に軽減されます．これにより，ほとんどの症例において麻酔を使わない治療が可能．Nd:YAGレーザーを最大6Wでパルス発振し，パルスレートは5～100パルス／秒の11通り，エネルギーは20～200mJまでの12通りと，術者の臨床応用に合わせたメモリー設定が可能です．

インパルス デンタルレーザーのパルス波

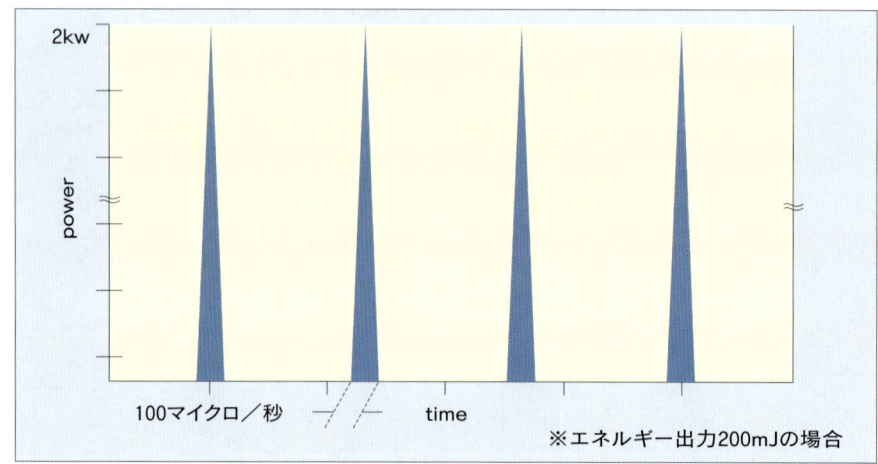

1パルス波の幅は1万分の1秒という非常に幅の狭い，かつピークパワーの高い（最大2kw）パルス波となっています．このことからもわかるように，熱作用が瞬間的なので，安全で使い勝手に優れた設計を実現しています．これによって，ほとんどの症例において麻酔を使わない治療が可能になります．

幅広い臨床例に対応

インパルス デンタルレーザーは，接触および非接触にて，レーザー照射することが可能．歯周疾患への応用，アフタ性口内炎，メラニン色素沈着への処置など，さまざまな症例に応じて使用することができます．

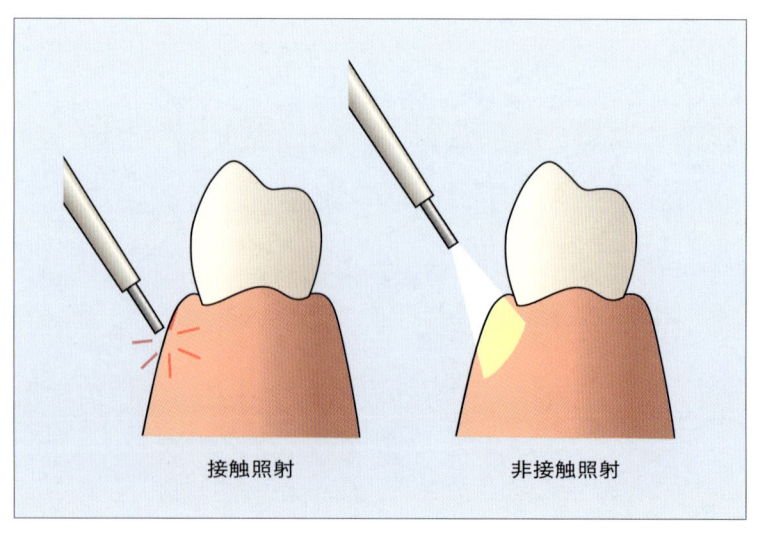

PART 2 レーザー各製品のそこが知りたい

手首にかかる負担を軽減

ハンドピースのスリム化に加え，ファイバーは非常に細く，他社のファイバーやマニュピレーターに比べて，手首などにかかる負担は大幅に軽減されます．また，ディスポーザブルタイプのカニューラにより感染予防の面からみても安心です．

用途に適したスポットファイバー

3種類のフレキシブル・スポットファイバーにより，従来の治療器具だけでは十分にアクセスできない部位への対応も可能．標準で直径320μm，オプションとして200，400μmと3タイプを用意しました．

熟練を要する単発照射が容易

タイマー機能の装備により，より細かなピンポイント照射が可能．5パルス／秒からの照射により，熟練を要する単発照射も容易です．タイマーは1，2，3，4，5，10〜90sec(秒)の範囲で設定できます．

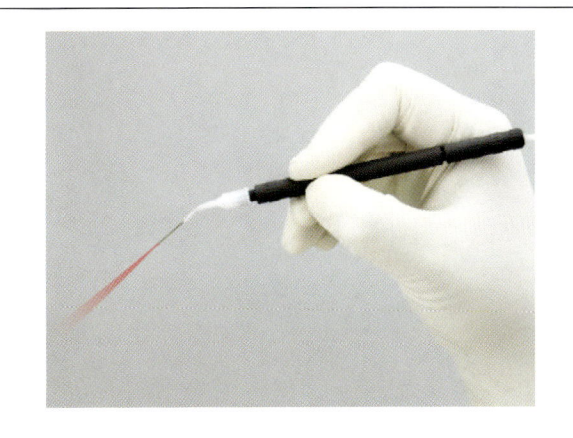

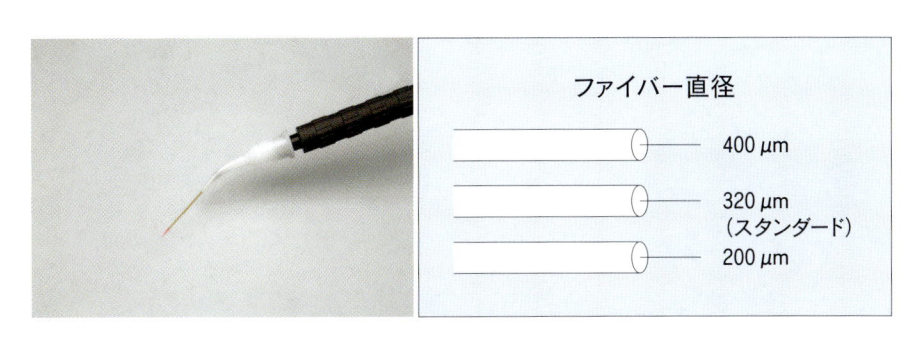

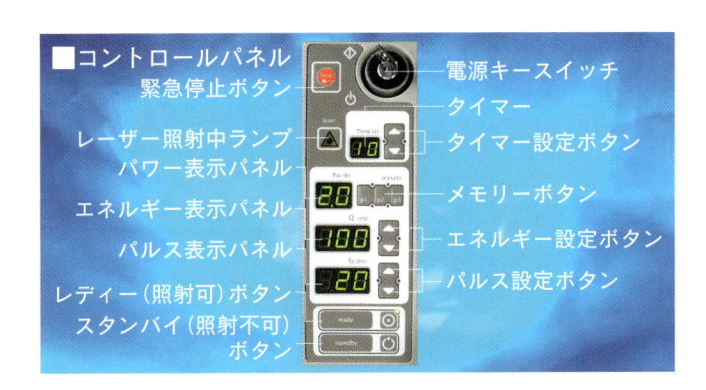

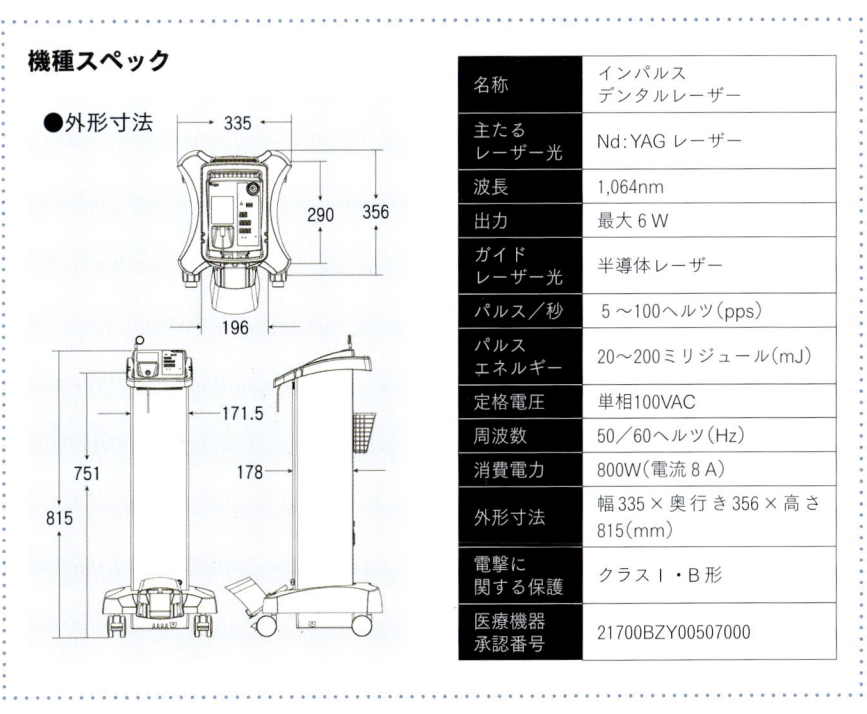

ファイバー直径
- 400μm
- 320μm（スタンダード）
- 200μm

■コントロールパネル
- 緊急停止ボタン
- 電源キースイッチ
- レーザー照射中ランプ
- タイマー
- パワー表示パネル
- タイマー設定ボタン
- エネルギー表示パネル
- メモリーボタン
- パルス表示パネル
- エネルギー設定ボタン
- レディー(照射可)ボタン
- パルス設定ボタン
- スタンバイ(照射不可)ボタン

機種スペック

●外形寸法 335 × 290 × 356 / 196 / 171.5 / 178 / 751 / 815

名称	インパルスデンタルレーザー
主たるレーザー光	Nd:YAGレーザー
波長	1,064nm
出力	最大6W
ガイドレーザー光	半導体レーザー
パルス／秒	5〜100ヘルツ(pps)
パルスエネルギー	20〜200ミリジュール(mJ)
定格電圧	単相100VAC
周波数	50／60ヘルツ(Hz)
消費電力	800W(電流8A)
外形寸法	幅335×奥行き356×高さ815(mm)
電撃に関する保護	クラスI・B形
医療機器承認番号	21700BZY00507000

アストラテック

Inpulse

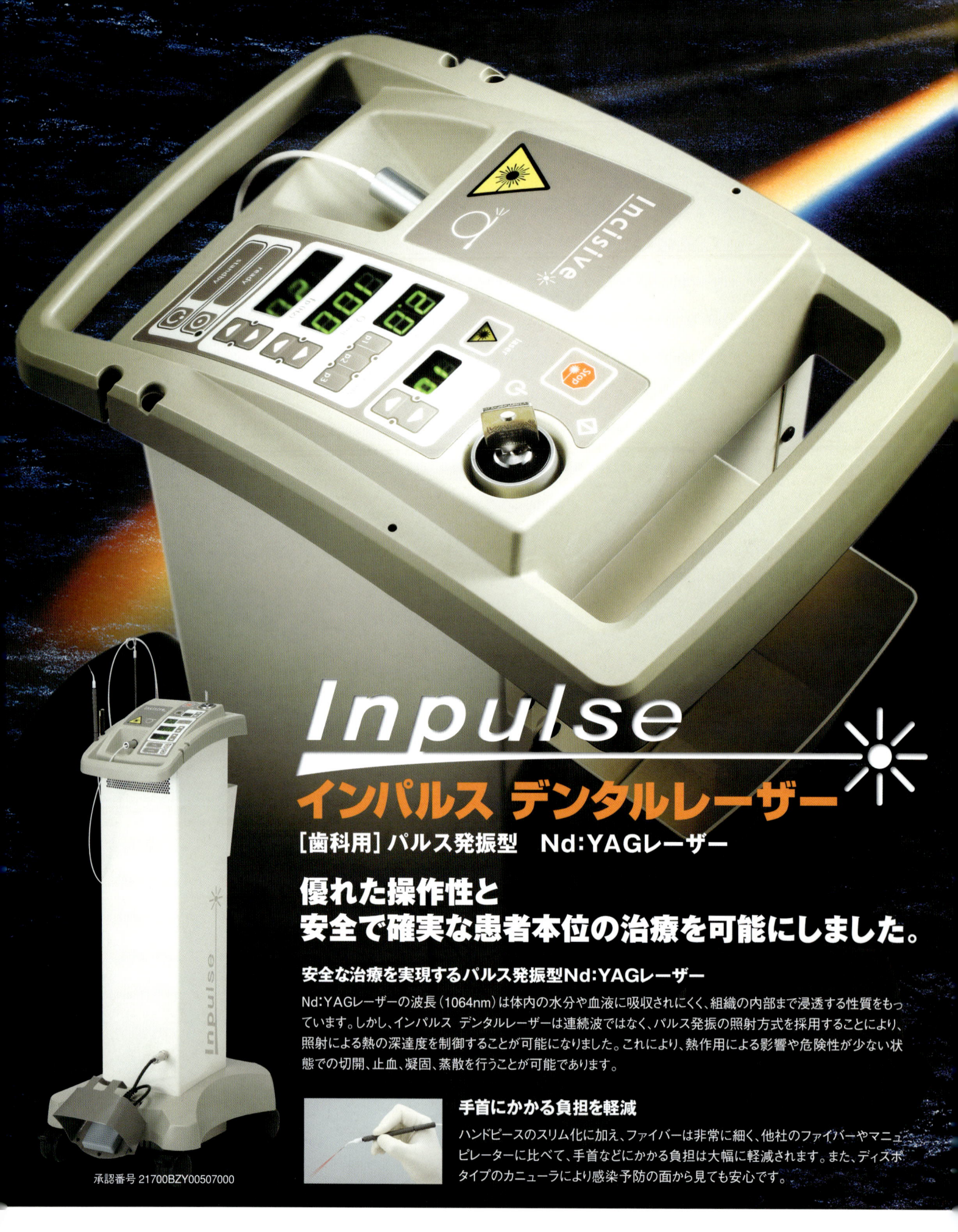

インパルス デンタルレーザー

[歯科用] パルス発振型　Nd:YAGレーザー

優れた操作性と
安全で確実な患者本位の治療を可能にしました。

安全な治療を実現するパルス発振型Nd:YAGレーザー

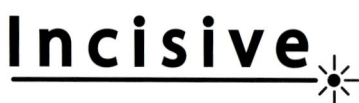

Nd:YAGレーザーの波長（1064nm）は体内の水分や血液に吸収されにくく、組織の内部まで浸透する性質をもっています。しかし、インパルス デンタルレーザーは連続波ではなく、パルス発振の照射方式を採用することにより、照射による熱の深達度を制御することが可能になりました。これにより、熱作用による影響や危険性が少ない状態での切開、止血、凝固、蒸散を行うことが可能であります。

手首にかかる負担を軽減

ハンドピースのスリム化に加え、ファイバーは非常に細く、他社のファイバーやマニュピレーターに比べて、手首などにかかる負担は大幅に軽減されます。また、ディスポタイプのカニューラにより感染予防の面から見ても安心です。

承認番号 21700BZY00507000

ASTRA ASTRA TECH　　　Incisive

製造販売業者　アストラテック株式会社　〒151-0051 東京都渋谷区千駄ヶ谷1-7-16　TEL:03-5775-0515　FAX:03-5775-0571　http://www.astratech.jp

user's report

PART 2 レーザー各製品のそこが知りたい

Nd:YAGレーザーとメラニン色素沈着除去

歯科用レーザーは，従来の治療法と組み合わせて使われることが多いが，レーザー単独での効果的な治療法の1つにメラニン色素沈着除去がある．

report されるのはこちら

佃　宣和

北海道開業
N.T. Dental Clinic

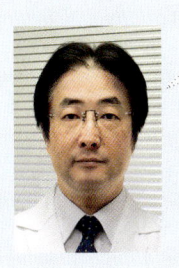

インパルス デンタルレーザー
選択の理由

　Nd:YAGレーザーは，歯肉切除，口内炎の治療，歯周治療，メラニン色素沈着除去，象牙質知覚過敏処置，歯内療法，う蝕予防など，幅広く臨床応用可能であり，また疼痛の緩和や治癒促進も期待できることから選択した．さらに，ほとんどの処置が浸潤麻酔せずに行えることも魅力であった．麻酔を行わないことで熱による組織損傷などのトラブルを回避し，安全に処置できる．これはわれわれにとっても患者にとっても有益であると考えた．

購入をお勧めする理由

　当院では，レーザーを「歯周治療」，「歯内療法」に多く使用しており，従来の治療法と組み合わせることにより，よりよい治療効果を得ている．とくに歯周炎の再発時など，無麻酔下で歯周ポケット内を照射することにより，炎症の改善が認められることが多く，重宝している．また象牙質知覚過敏処置やメラニン色素沈着除去など，従来の方法では満足な結果が得られないあるいは処置法が難しいといった症例でも，ストレスなく治療が可能である．

導入後の使い勝手

　現在使用しているインパルス デンタルレーザーは小型軽量で場所を取らず，診療室内の移動はとても楽である．また操作パネルやファイバー収納に改良が加えられ，使い勝手も向上している．ハンドピース先端チップも簡単に取り替えでき，患者ごとの感染予防対策も容易である．軟組織，硬組織を問わず，いろいろな症例に応用できるため，購入したものの次第に使わなくなってしまうということはなく，日常の診療に必要不可欠なものとなっている．

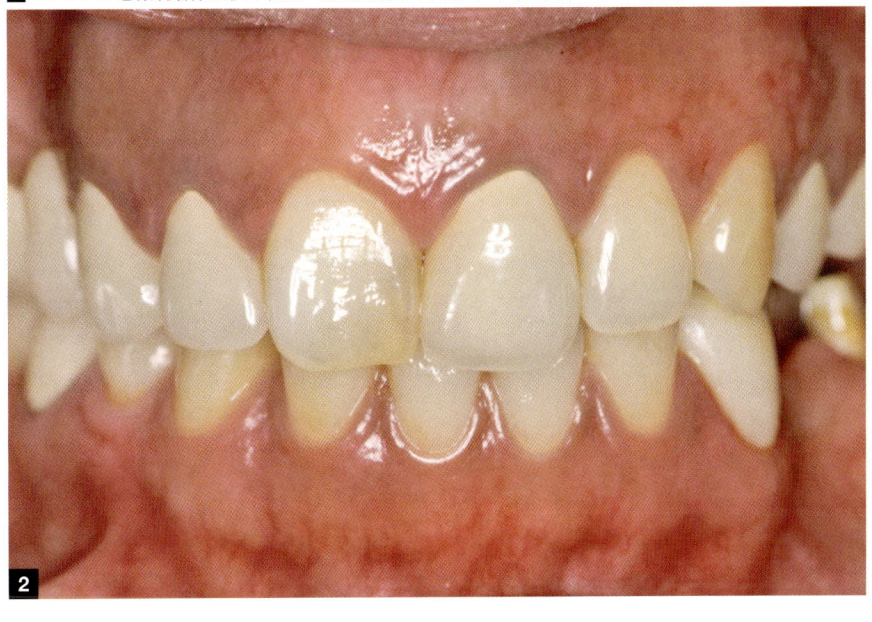

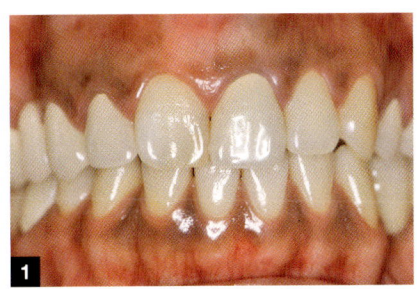

アストラテック

2 メラニン色素沈着除去後の状態．治療回数は5回要したが，患者にとって満足のいく結果となった．

1 初診時の状態．歯間乳頭歯肉を中心に著しいメラニン色素沈着が認められる．患者は34歳，女性，喫煙者（平均20本／日）である．

ケースの全貌はこちら…

41

治療の流れ

浸潤麻酔は使用せず，表面麻酔のみで処置を行った．照射条件は80mJ，15ヘルツで，ファイバーを歯肉表面に接触させながら，表面を軽くなでるように動かして照射した．同時にエアーで冷却も行っている．歯肉表面がささくれ立った状態になれば，処置は終了である．5～7日の間隔で5回の照射でメラニン色素沈着を除去できた．術中，術後とも不快症状はほとんどなかった．

Nd:YAGレーザーによるメラニン色素沈着除去

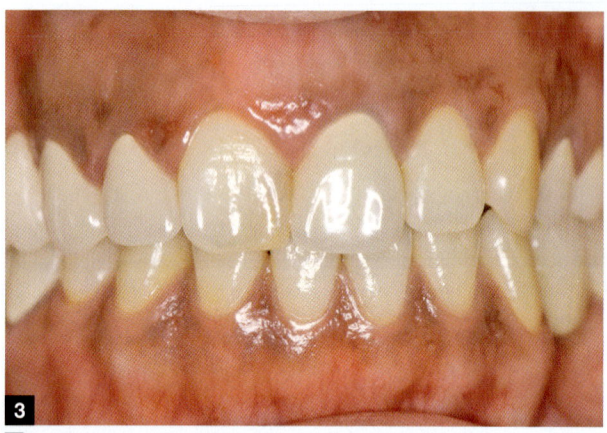

3 1回目のレーザー照射6日後の状態．色素沈着の除去された部位と残っている部位が混在している．

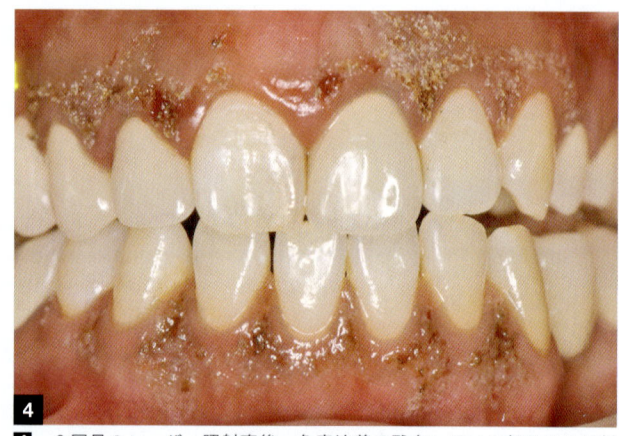

4 2回目のレーザー照射直後．色素沈着の残存している部分のみ照射する．歯肉表面がささくれ立った状態になっている．

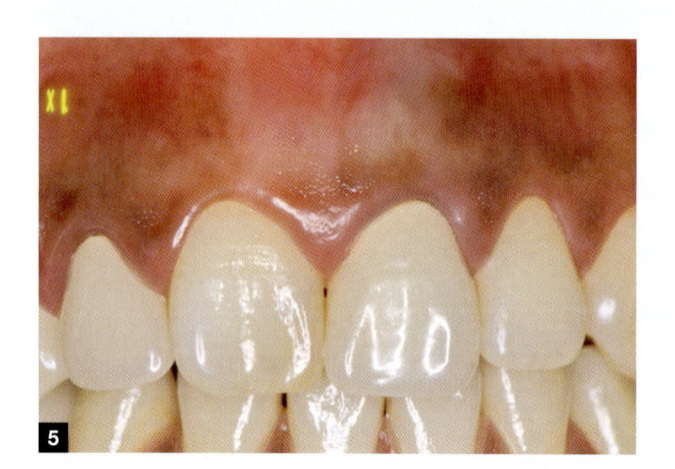

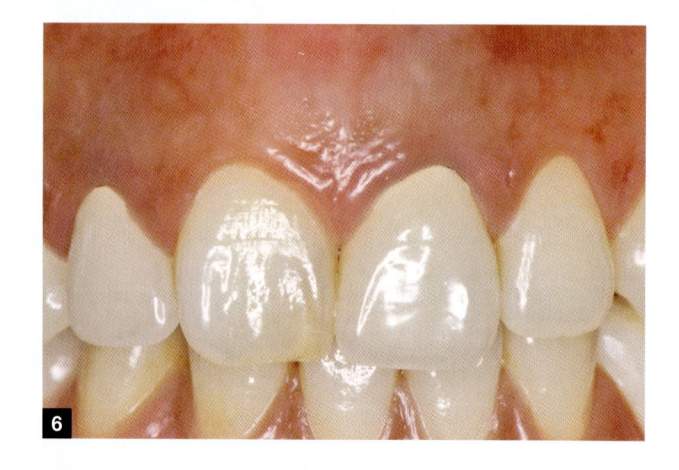

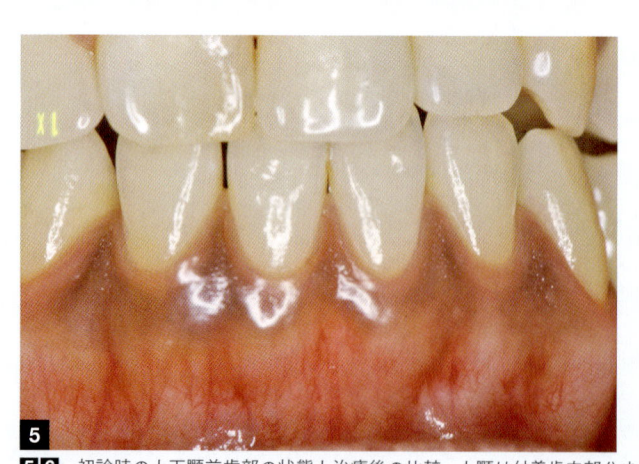

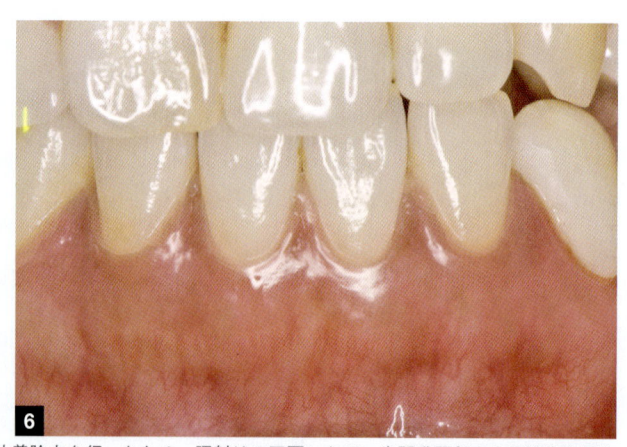

5 6 初診時の上下顎前歯部の状態と治療後の比較．上顎は付着歯肉部分までの色素沈着除去を行ったため，照射は5回要したが，歯間乳頭部から辺縁歯肉部分は3～4回の照射で除去可能であった．

PART 2 レーザー各製品のそこが知りたい

Periowave

光殺菌（photodisinfection）は Ondine Biopharma 社の基幹テクノロジーである

歯周病やインプラント周囲炎および口腔粘膜感染部位に光活性剤「Biogel」を投与し，非熱光を照射して標的細胞を破壊する，PDT（光線力学療法）のための新しいシステムついに登場．

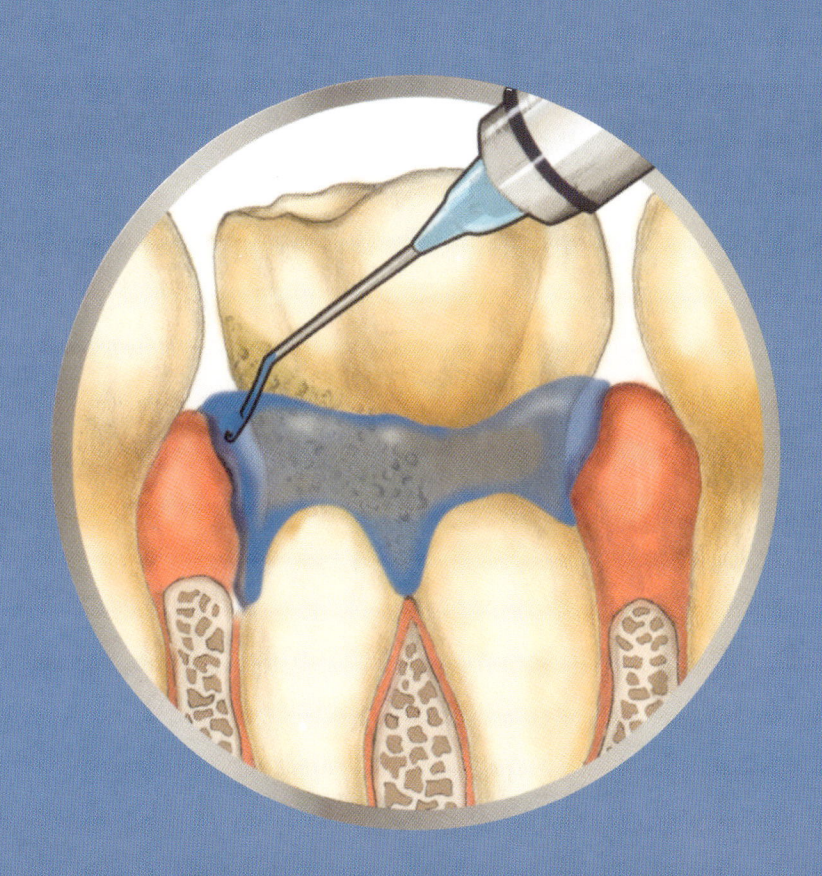

紹介するレーザー機器の性能は？
- 歯周治療 5
- 歯内治療 4
- 出力 3
- 求めやすさ（価格） 5
- 操作性 4
- 外科治療 0

写真右：Carolyn Cross氏（Ondine Biopharma Technology社最高経営責任者）．

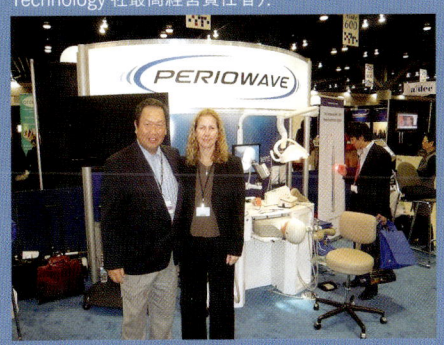

ウェイブレングス

本欄で紹介する製品の問合先は

有限会社ウェイブレングス
http://www.wavelengths.jp
〒108-0073 東京都港区三田3-7-16 御田八幡ビル5F
Tel. 03-5439-4919

Periowave

「Periowave」は，非熱の670nmの波長領域でもっとも活性化が顕著となる光活性媒体「Biogel」を使用するphotodisinfection（光殺菌）システムです．

外科的手術に比べて侵襲が少なく，また科学的療法に比べて組織に対する選択性が高く，生体への負担も少ないため，患者さんにやさしい治療法として期待されています．

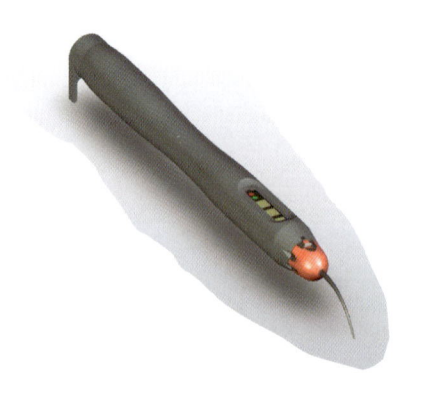

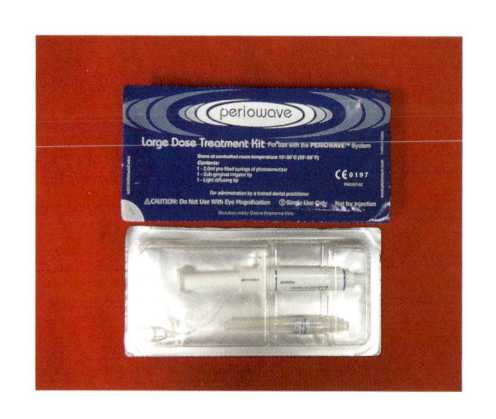

「Periowave」のメカニズム

「Periowave」の光システムは670nmの波長で励起する220mWの低出力の光エネルギーで，光活性剤「Biogel」を併用して多くのバクテリアを不活性化し，SRPだけの場合と違って治療後にバクテリアやトキシンを残しません．物理的に細菌を破壊するため，殺菌に抗生物質を使った治療法と違って，バクテリアの抵抗性を刺激することなく，即座にグラム陰性菌を破壊します．

その光活性剤「Biogel」は0.01％メチレン-ブルー色素を含む中性リン酸緩衝液で，この色素はグラム陰性菌およびグラム陽性菌の細胞壁を構成するリポポリサッカライド，糖脂質の脂質に特異的に結合します．光エネルギーを照射することにより，色素が結合した歯周病原細菌は破壊されます．また，この色素は，生体の細胞には結合しないため，光エネルギーによる侵襲は最小限であることもわかっています．まさにMinimal Interventionの概念に合致した治療といえるでしょう．

付属の拡散射出チップは，光のエネルギーを光活性剤の容積ゾーン全体に均等に照射できるように設計されており（光エネルギーを360°周囲，均等に供給することができます），照射にあたっては術野が拡散チップから1〜2mmの範囲内が有効となっています．そのため，その効果は非常に局所的で，周囲構造を保護することにもつながります．よって光活性剤をできるだけ病巣にピンポイントで塗布することが重要になります．

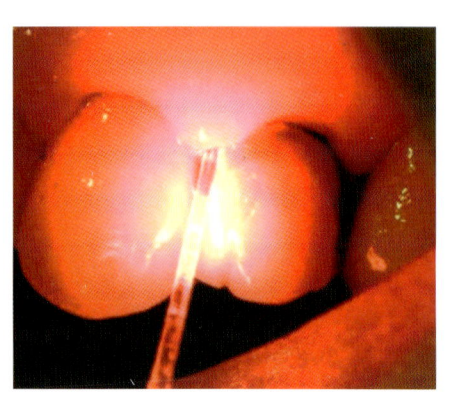

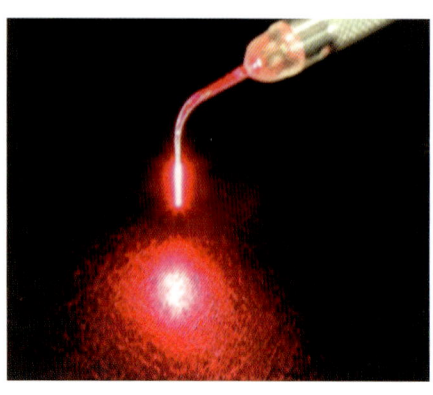

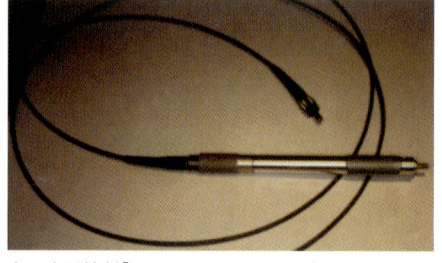

左：光活性剤「Biogel」をできるだけ病巣にピンポイントで塗布し，光エネルギーを照射．
中央，上：光を拡散する使い捨てチップを用いることで，感染部位に均一に照射することができます．

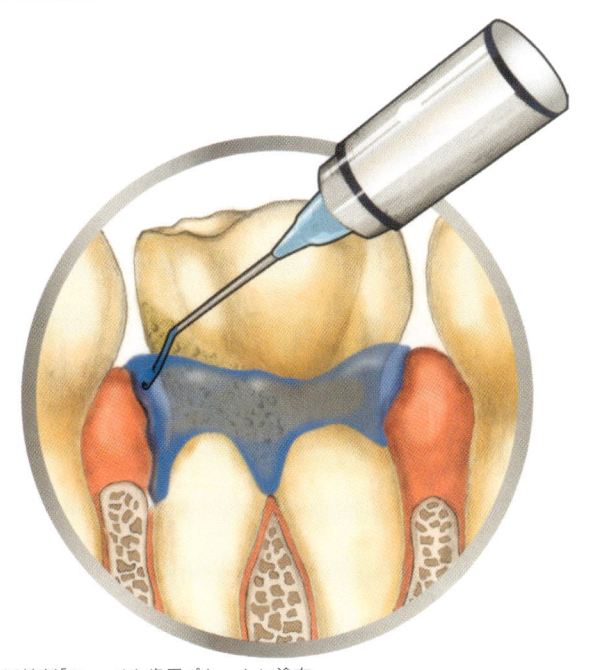

PART 2 レーザー各製品のそこが知りたい

光活性剤「Biogel」を歯周ポケットに塗布．

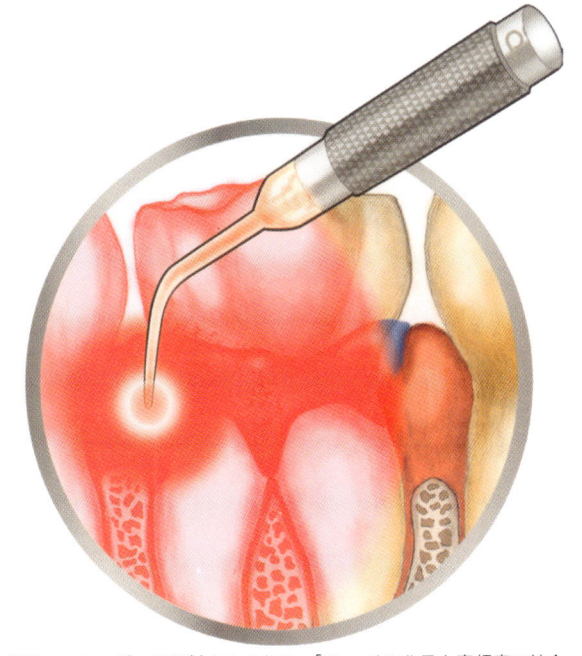

非熱光のエネルギーを照射することで，「Biogel」の分子と高頻度で結合．

「Periowave」適応の実際

　「Periowave」の基礎となる原理は，歯周疾患等を進行させる細菌を除去することにあります．まず，光活性剤「Biogel」を歯周ポケット内に塗布します．この色素は，グラム陰性菌とグラム陽性菌両者の細胞壁を構成する内毒素と脂質に結合します．両者の細菌の違いは，細胞壁のペプチドグリカンの厚さであり，グラム陰性菌のほうがより迅速にメチレン‐ブルーによって染色されます．

　「Periowave」の非熱光は光子を生産させ，光活性剤「Biogel」の分子と高頻度で結合します．その光子は色素分子に衝突することにより，光線力学連鎖反応が開始され，色素を包囲する酸素分子は，電子を失うことでフリーラジカル（活性酸素）となります．この活性酸素は細菌細胞壁に対して毒性を有しており，細胞壁を分解することによりその細菌は破壊されます．

　「Periowave」は広い抗菌スペクトルを発揮するシステムであり，歯肉縁下細菌とそれら細菌のもつビルレンスファクターを破壊します．細菌性プロテアーゼ（タンパク分解酵素），コラゲナーゼ（コラーゲン分解酵素）および内毒素が不活化される結果，炎症反応は消失して歯周組織の破壊は抑制されます．

　つまり，「Periowave」は，二重の抗菌作用をもつことになります．歯周病原性のグラム陰性細菌を殺菌するのみならず，これら細菌が有する内毒素（LPS）を不活化させるのです．また，抗菌剤を使わないので，耐性菌のリスクもありません．

元米国歯周病学会会長
Dr. Preston D Miller も PDT を推奨！

　根面被覆の分類で著名な元米国歯周病学会会長 Dr. Preston D Miller も PDT を推奨しています．
　Dr. Miller が米国歯周病学会会長の現職であった2007年3月に PDT は歯周治療の有効な手段の1つであるとのコメントを発表しています．その PDT を本邦で歯周治療に応用するためには，現時点では「Periowave」を導入する以外に方法はありません．

米国歯周病学会会長
Preston D Miller, DDS
President, AAP
March 6, 2007

　PDT（photodynamic therapy）は歯周病の治療のために有効な治療であるかもしれません．患者の歯周病を治療する多くのオプションがありますが，PDT は抗生物質治療に代わる望ましいものであることがわかりました．不幸にも，長期にわたる抗生物質治療が薬の有効性を減少させるだけではなく，薬に対する生体の抵抗を高めてしまう可能性があります．われわれのアカデミーは，さらに PDT の適用を歯周病を治療する有効な手段と定義する研究を支持していきます．

ウェイブレングス

世界中で話題の Photo-Disinfection 光殺菌。
第一人者 Dr. Benhamou の初来日講演が決定！

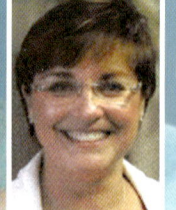

Dr. Véronique Benhamou

9月5日(日)

第10回
日本歯科用レーザー学会総会
日本歯科大学生命歯学部　富士見ホール

特別講演（海外招待講演）
新しい歯周治療の潮流　─光による無痛歯周治療─

歯周病治療に画期的なペリオウェイブシステム

ペリオウェイブとは光化学殺菌システムで、ＳＲＰ後にバイオジェルと呼ばれる光触媒をポケット内に注入し、コールドダイオード光を照射します。
これにより、化学反応したバイオジェルから活性酸素が大量に発生し、バクテリアを死滅させます。
本講演では多くの臨床データをスライドでお見せします。
　　　　　　　　　　　　　　　　　　　　Dr. Benhamou

無痛、無熱で処理が可能な画期的ペリオ治療です。

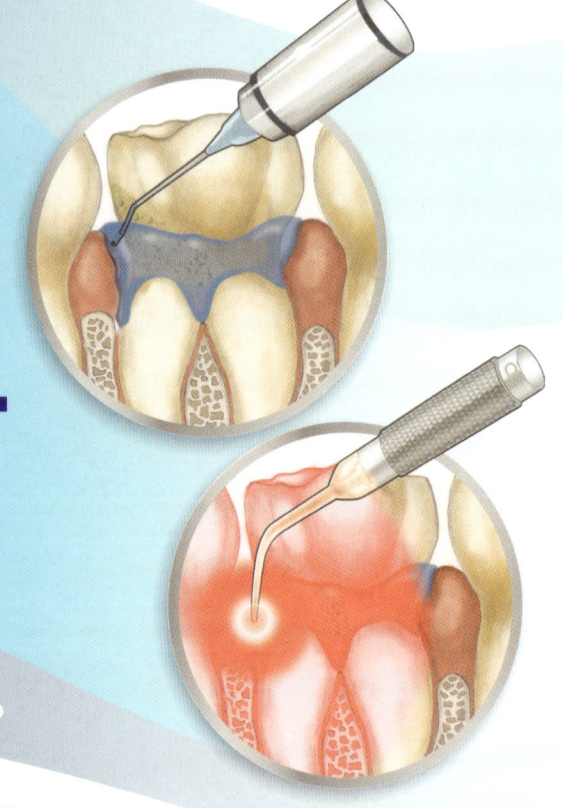

periowave

www.periowave.com

■ 詳しい案内をご希望の方は FAX にてご登録下さい。最新の情報をお送りいたします。■

貴医院名	TEL	FAX
ご氏名	ご住所	

日本総代理店　**有限会社ウェイブレングス**
〒108-0073　東京都港区三田 3-7-16-5F

TEL: 03-5439-4919　FAX: 03-5439-4918

PART 2 レーザー各製品のそこが知りたい

user's report

「Periowave」を用いたPDT（photodynamic thrapy）

閾地以上のアブレーションレベルによる光エネルギーと光活性剤を用いて補助的な創面清掃法として応用．

report されるのはこちら

Steven Parker

前米国レーザー歯学会会長

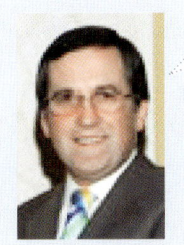

「Periowave」選択の理由

私がPDTを採用した最大の理由は，歯周治療に最高の武器を手に入れたと思ったからである．スケーリングやルートプレーニングの後の（とくにひどい病巣には，処置の前後に行う）PDTはもっとも効果的で私は感激しました．

PDTの1つであるphotodisinfection（光殺菌治療）は，間違いなく多くの患者，歯科医師たちに支持されるであろう．

購入をお勧めする理由

システムが安価であるのは魅力的である．

われわれレーザーを用いてきた歯科医師は，過去20年間レーザー・デブライドメントを行ってきた．この領域の世界的な先駆者Ondine Biopharma社は過去5年間で6億もの研究開発費用を投じてその成果を発表し，世界の研究者たちからも証明する論文が出ており，信頼性と効果は世界で証明済みである．

導入後の使い勝手

使用は簡単で導入した日から可能である．「歯周病，歯周炎」，「インプラント周囲炎」，「歯科治療前の歯面殺菌」，「感染根管の殺菌」，「保存修復／歯内治療／手術部位の病原菌を減少させる」，「プラーク・バイオフィルムを死滅させる」，「深部／陥入部や根分岐部にアクセスが容易」，「菌血症のリスクが減少」，「カンジダ症，ヘルペス，口唇炎などに有効」，「GBRの成功度が高まる」，「熱ダイオードレーザーを使う場合は，組織の熱損傷に要注意」．

PDT の実際

PDT（photodynamic therapy：光線力学療法）とは，非熱光を使って特定の光活性剤を活性化させて，周囲の宿主組織に対して，事前に決められた光化学変化を起こさせる治療法である．「Periowave」は，閾値以上のアブレーションレベルによる光エネルギーと光活性剤を用いて補助的な創面清掃法として歯周病やインプラント周囲炎などにPDTを応用するシステムで，今回は，新しいクラウンの装着時における歯周ポケットの補助的治療，歯周炎の補助的治療としてPDTを応用したケース，PDTで補助的に治療したインプラント周囲炎のケースを提示する．

新しいクラウンの装着時における歯周ポケットの補助的治療

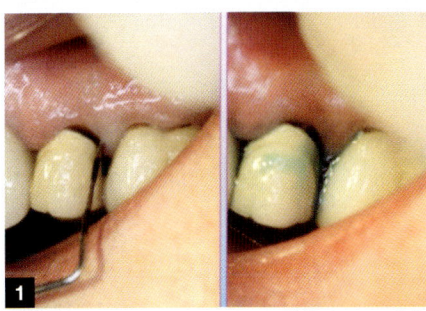

1 金属焼付ポーセレンクラウン装着前の上顎左側小臼歯．左：歯肉の増殖や炎症が認められる．右：光エネルギーを照射する前に「Periowave」の光活性剤「Biogel」を塗布．

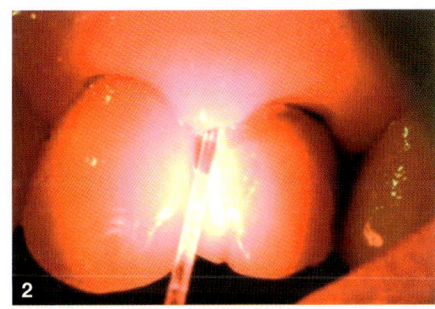

2 歯肉溝に光エネルギーを照射．

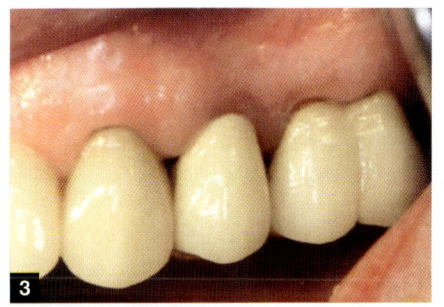

3 治療後3週で金属焼付ポーセレンクラウンを装着．健全な歯周組織に注目．

歯周炎の補助的治療としてPDTを応用したケース

4 術前のプロービングにて深い歯周ポケットが認められた.
5 「Periowave」の光活性剤「Biogel」をスケーリングを行った部位に塗布した後,そのポケットに光エネルギーを照射.

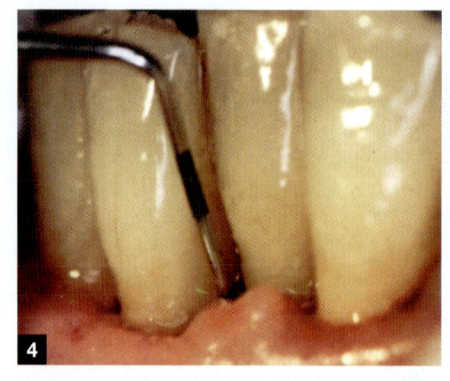

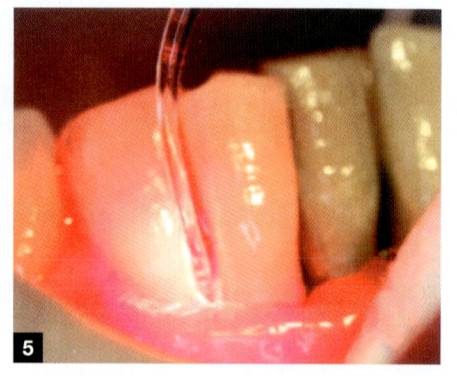

6 治療直後の唇側面観.
7 術後1か月の唇側面観.臨床的に炎症や出血は認められない.

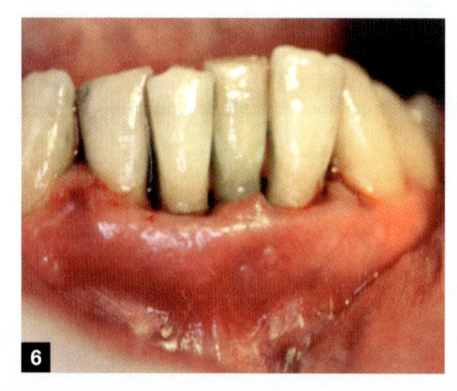

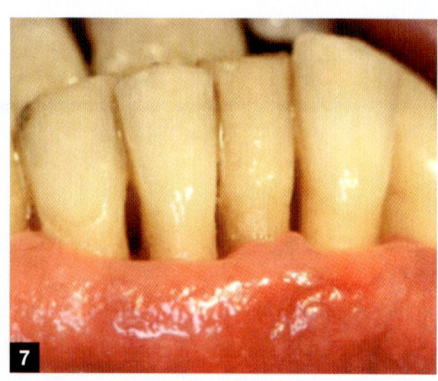

PDTで補助的に治療したインプラント周囲炎のケース

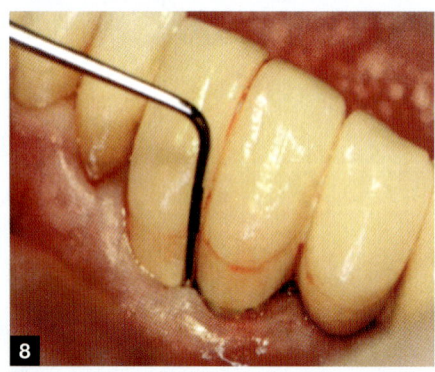

8 インプラント周囲炎による深いポケットが認められる.開放皮弁術を用いてEr:YAGレーザーによる創面清掃後,補助的治療としてPDTを行うこととした.
9 Er:YAGレーザーによるインプラントフィクスチャーの創面清掃. 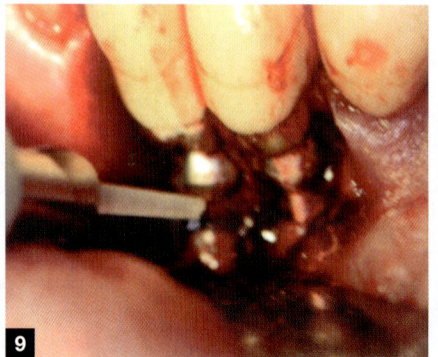
10 光活性剤を塗布する直前の術野. 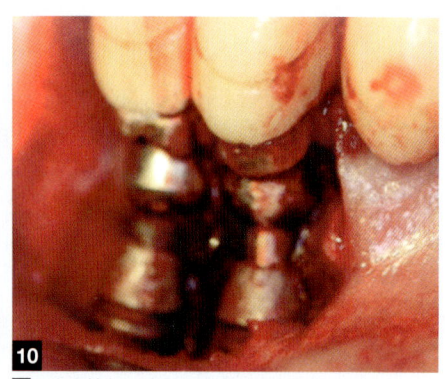

11 拡散チップから放出された光エネルギーに曝された光活性剤.PDT後,欠損部にはGBRを行った.
12 術後3か月.

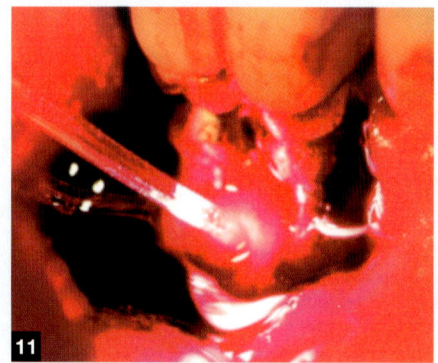

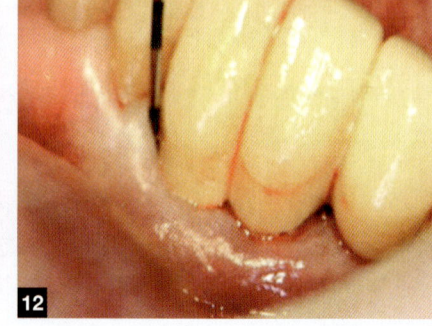

PART 3

ピエゾのそこが知りたい

株式会社インプラテックス／小川勝久

活用のための
ピエゾーサージェリー用語解説

ピエゾーサージェリーの「活用」のために，とくに理解していただきたい3つの用語をピックアップしました．これらがわかれば，ピエゾーサージェリーの性能をいっそう理解しやすくなるでしょう．

用語1　ピエゾ（Piezoelectric element）

　Piezoelectric element（圧電素子）とは，圧電体に加えられた力を電圧に変換する，あるいは電圧を力に変換する圧電効果を利用した受動素子で，ピエゾ素子ともいわれます．アクチュエータ，センサーとしての利用のほか，アナログ電子回路における発振回路やフィルタ回路にも用いられます．圧電体を2枚の電極で挟んだ素子を基本として各種の構造をもちます．用途により，電極に振動板などが取り付けられており，特定の周波数で振動振幅がもっとも大きくなります（ウィキペディアより引用）．

用語2　キャビテーション効果

　キャビテーションとは，液体の流れのなかで圧力差により短時間に泡の発生と消滅が起きる物理現象をいい，空洞現象ともいわれます．ピエゾーサージェリー®におけるキャビテーション効果とは，冷却のために噴霧される生理食塩水による気泡の発生および気泡が弾けることで，出血による視野の妨げを抑える効果をいいます．

用語3　ディファレンシャル・プレパレーション

　ピエゾーサージェリー®の開発者であるDr. Tomaso Vercellottiが開発したインプラント窩形成法です．事前に形成されたパイロットホールに円錐形状のチップを挿入し，途中方向転換を行います．埋入方向の途中変更を行えるほか，たとえば水平・垂直方向の骨切りの後，水平骨切りされた切れ目上にディファレンシャル・プレパレーションを行えば，頬舌的な骨の幅径増大をはかることが可能になります．必要な骨幅を得るための拡大量を抑え，低侵襲外科処置でのインプラント埋入を行います．詳しくは，Dr. Vercellotti著『ピエゾサージェリーのすべて』（クインテッセンス出版）をご覧ください．

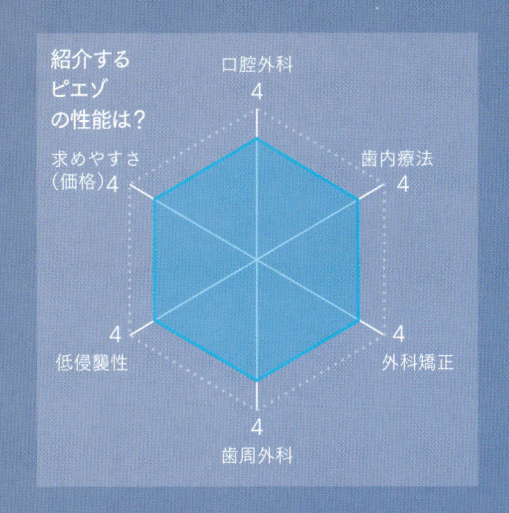

PART 3 ピエゾのそこが知りたい

ピエゾーサージェリー®

ボーンサージェリーの新たな可能性をもたらします

操作性に富みストレスを感じません．また各種目的に対応でき，手術のクオリティと成功率を高めます．

紹介するピエゾの性能は？
- 口腔外科 4
- 歯内療法 4
- 外科矯正 4
- 歯周外科 4
- 低侵襲性 4
- 求めやすさ（価格）4

超音波による骨切削は微細な形成を可能にし，その高い自由度と精度，さらに安全性について，大きな反響を呼んでいる．

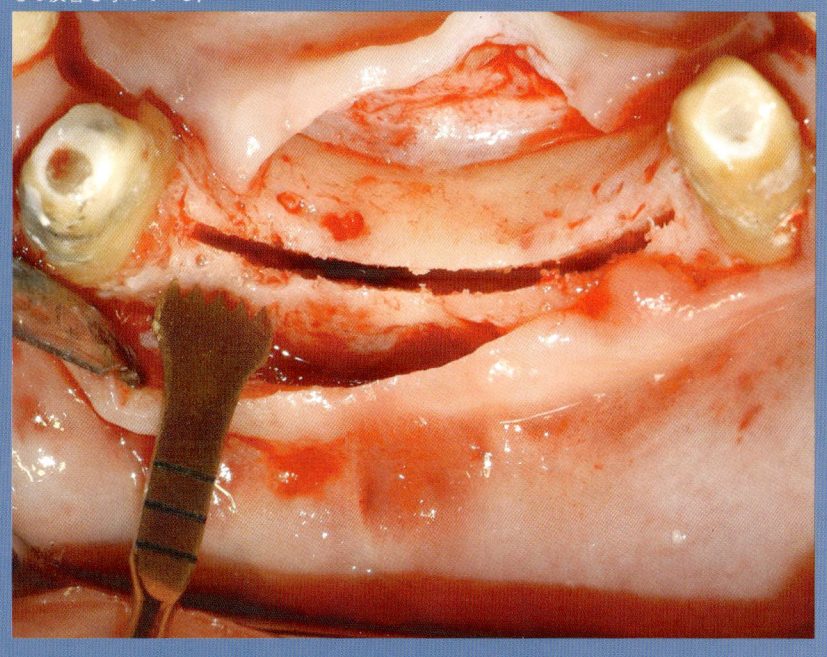

インプラテックス

本欄で紹介する製品の問合先は
株式会社インプラテックス
http://www.itx.co.jp
〒116-0013 東京都荒川区西日暮里2-33-19 YDM日暮里ビル
Tel. 03-5850-8555

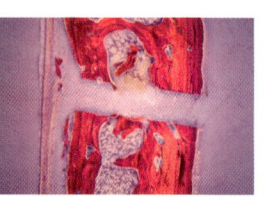

ピエゾーサージェリー®

ボーンサージェリーの新たな可能性．

操作性に富みストレスを感じません．また各種目的に対応でき，手術のクオリティと成功率を高めます．

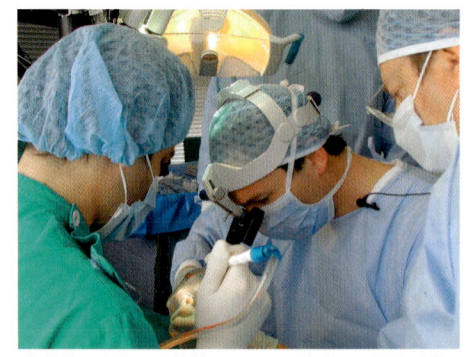

ピエゾーサージェリー®の有効性や今後の可能性について，海外では開発当初より大きな反響があり，先駆けである本機を用いての研究発表が数多くなされている．

ボーンサージェリーの「新次元」

ピエゾーサージェリー®は三次元超音波振動により，インプラント，歯周外科，歯内療法，外科矯正で行うボーンサージェリーの「新次元」の扉を開きました．今までの手術器具では困難だった，軟組織を傷つけず繊細に硬組織のみを選択的に切削できる外科手術器具です．そのため，低侵襲で，安全かつ予知性の高い治療が実現できます．

サイナスフロアエレベーション（上顎洞底挙上術）において，上顎洞粘膜をほとんど穿孔せず，回転器具と比較すると安全に手術することができます．また，リッジエクスパンジョンや移植骨ブロック採取において，外科的侵襲が少なく繊細な処置ができ，術後の骨反応も良好です．そのほか歯冠長延長術，インプラントや骨性癒着歯の抜去，歯周外科治療など，多方面での症例に応用でき，さまざまな可能性をもつオールラウンドなシステムです．

- 繊細な骨切り機能：非常に高い精度の手術を可能にし，術中の感覚も繊細です．
- セレクティブカット機能：軟組織を傷つけない安全機構です．
- キャビテーション効果：空気の泡が弾けとぶ作用で，出血に妨げられず，術部の視野を広げます．

長期間にわたる科学的研究と臨床観察が物語る優位性

三次元超音波振動によるセレクティブカットを実現．硬組織のみを選択的に切削します．外科的侵襲を少なくすることが可能です．また他の骨切削法との比較研究により，ピエゾーサージェリー法が臨床のみならず組織学的にも優れていることが証明されました．

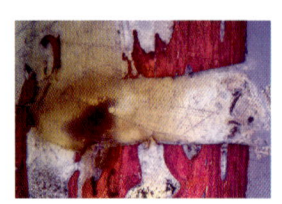

ピエゾーサージェリー®（メクトロン社）の登場は，回転器具で行われていた従来の外科処置を大きく変えた．

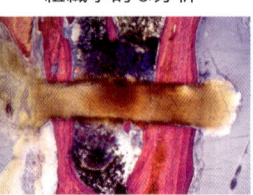

組織学的な分析

バーによる切削 ／ マイクロソーによる切削 ／ ピエゾーサージェリー®による切削

他の切削器具と比較し，形成後の組織の状態が良好であることが観察できる．

PART 3 ピエゾのそこが知りたい

ピエゾーサージェリー® テクニック．

各種領域のボーンサージェリーへ応用できます．

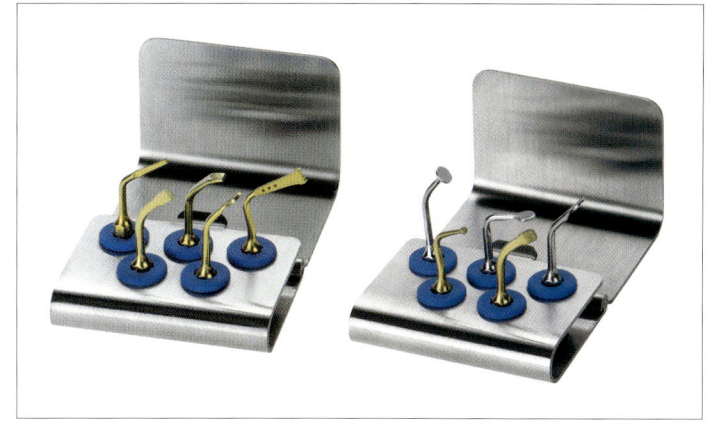

骨切除，骨形成，抜歯，ルートプレーニング，スケーリング，エンド，粘膜剥離への使用に特化した豊富なチップ群は，各種領域でのあらゆるケースに対応する．

■ 口腔外科

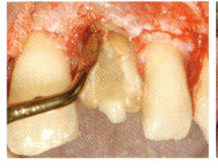

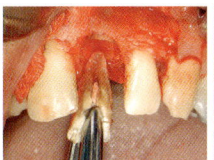

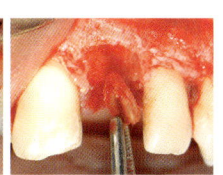

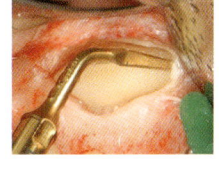

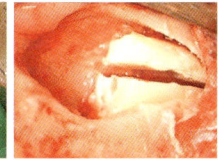

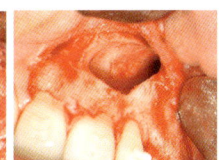

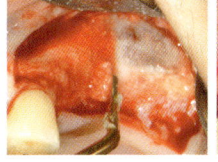

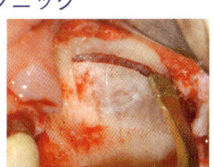

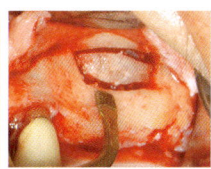

- 抜歯手術
- 移植骨ブロック採取 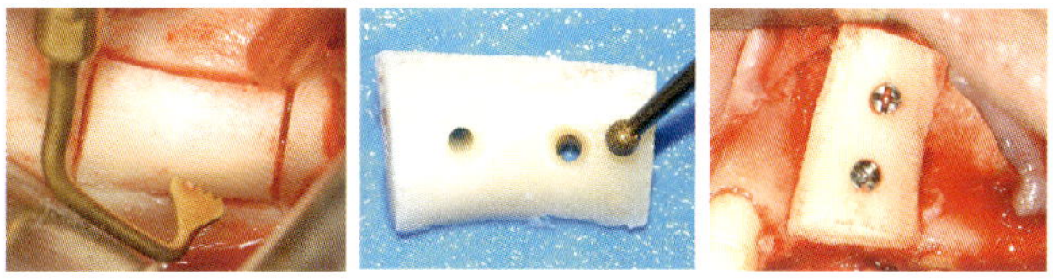
- 埋伏歯抜歯手術
- 移植骨片採取
- サイナスリフトテクニック
- リッジエクスパンションテクニック

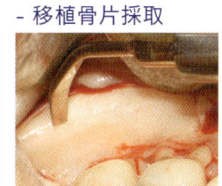

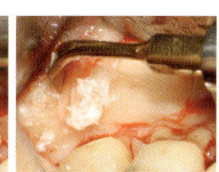

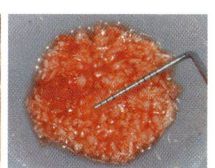

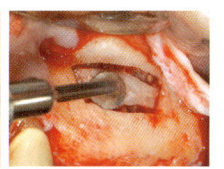

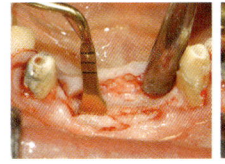

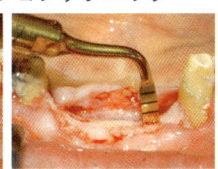

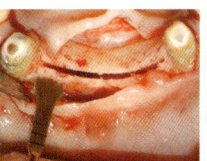

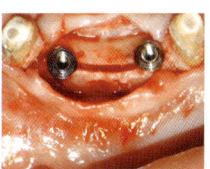

■ 歯周外科（切除，再生外科）

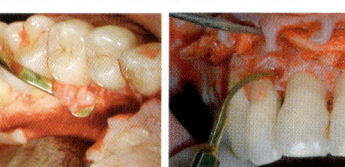

■ 歯内療法

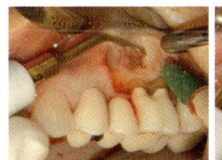

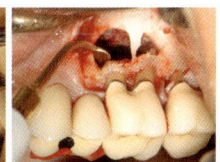

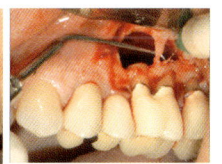

■ 外科矯正（オステオトミーおよびコルチコトミー）

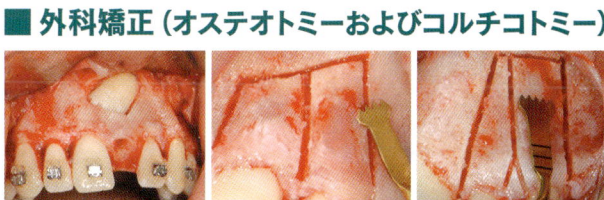

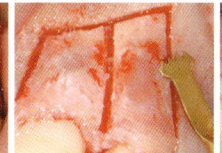

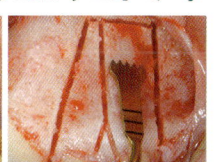

インプラテックス

PIEZOSURGERY®

ピエゾーサージェリー®は

ボーンサージェリーから新たな領域での
（歯周外科、歯内療法、外科矯正等）

応用へ可能性が広がります！

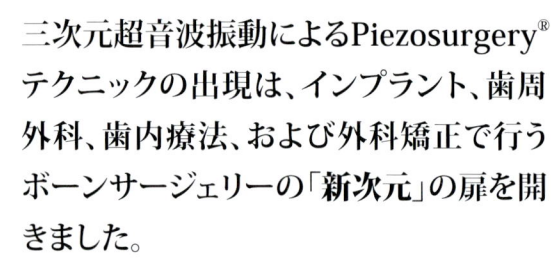

三次元超音波振動によるPiezosurgery®テクニックの出現は、インプラント、歯周外科、歯内療法、および外科矯正で行うボーンサージェリーの「**新次元**」の扉を開きました。
また、長年の科学的研究やエビデンスに基づいたシステムです。

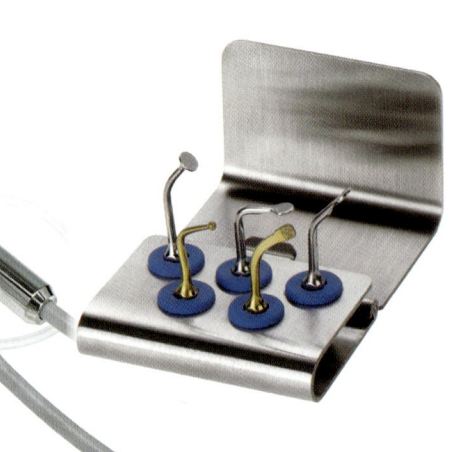

製造販売元・販売元

株式会社 インプラテックス

本　社　〒116-0013 東京都荒川区西日暮里2-33-19 YDM日暮里ビル
TEL 03-5850-8555　FAX 03-5850-8505　http://www.itx.co.jp

いつも、となりに IMPLATEX ITX

製造元
mectron medical technology

承認番号：21600BZY00008000

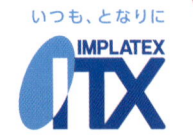

PART 3 ピエゾのそこが知りたい

user's report

前鼻棘から採取した骨移植の臨床応用

ピエゾーサージェリー®を用いることで前鼻棘からでも安心して安全に適量の骨採取が行える．

report されるのはこちら

小川勝久

東京都開業
天王洲インプラントセンター・小川歯科

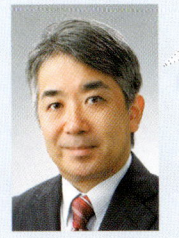

「ピエゾーサージェリー®」選択の理由

インプラント治療において骨移植は必要不可欠な手技である．しかしながら従来のトレフィンバーや外科用のマイクロソーなどでは，効果的に骨の切除や採取が行える反面，近接する軟組織への裂傷や合併症を引き起こす危険性をはらんでいた．このピエゾーサージェリー®では繊細な骨への外科処置が行えるとともに，軟組織に損傷を与えない安全性を有しており，この安全性こそがもっとも大きな選択基準である．

購入をお勧めする理由

多彩な種類と形状のチップ（OT7に代表される骨切り用ボーンソー，OT2やEX1に代表される鋭利な刃をもつスカルペル状のもの，OT5やOT1のようなダイヤモンドコーティングされたもの）から，口腔内の深部でも正確な骨切りや骨採取，サイナスフロアエレベーションの窓開けといった繊細な外科手技が安全に行えることだけでなく，通常の抜歯や歯周治療での骨整形や歯石除去といった日常臨床にも幅広く応用できる．

導入後の使い勝手

ハンドピースの先端に取り付けられた窒化ナタンコーティング・チップの超音波微小振動のため，最少限の骨切削量で骨切りが行え，患者への外科的不快感や精神的ストレスも減じることができる．術野もキャビテーション効果によって良好な視野が確保でき，近接する軟組織には裂傷や損傷を与えないため，術者にとっても安心して使用することができる．

自信がもてる！

周囲軟組織への安全性の確保から，骨移植時での骨切りや骨整形に自信をもって対応でき，結果，手術時間の短縮や患者への外科的侵襲を最小限に抑えることができるようになった．

口唇や周囲軟組織への安全性を確保して，安心して，前鼻棘部から骨切り・骨採取が行える．

従来の機器だと……

外科用のマイクロソーでは，周囲軟組織への裂傷や合併症の不安がつねに付きまとっていた．

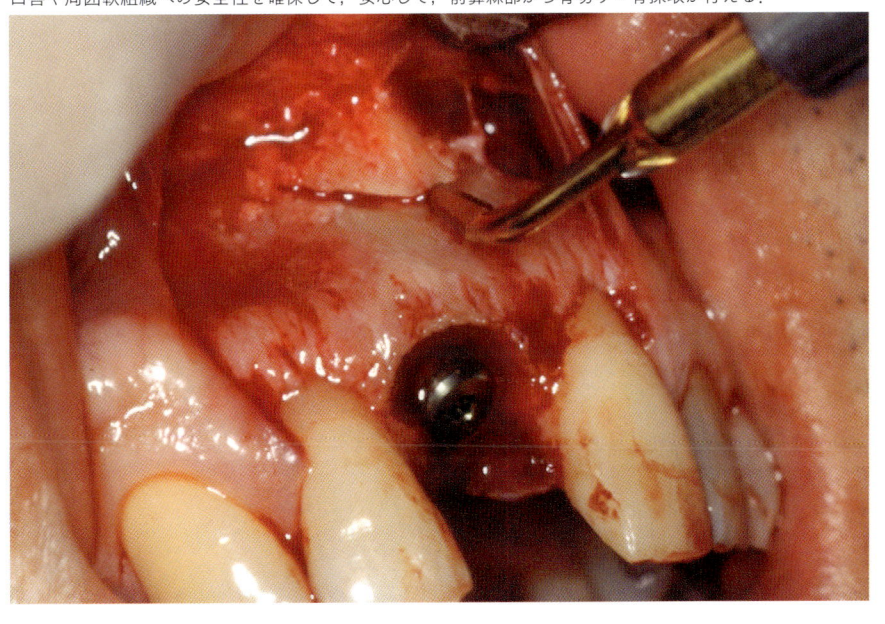

症例解説

少量でも骨移植をともなう前歯部インプラント治療では、移植に必要な骨をどこから採取するのかが大きな問題であった。従来、下顎枝前縁などから採取していたが、手術部位が2か所になるため、患者への外科的侵襲も大きく、またトレフィンバーやマイクロソーなどの外科器具では、前鼻棘からの骨採取時に口唇や周囲軟組織への裂傷や合併症の危険をはらんでいた。しかしながら、ピエゾーサージェリー®を用いることで前鼻棘からでも安心して安全に適量の骨採取が行える。

前鼻棘から採取した骨移植の臨床応用

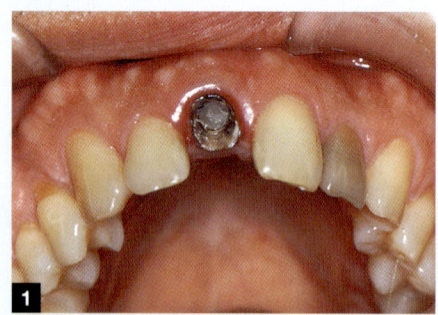

1 術前。1|に歯肉縁下深くに及ぶ軟化象牙質を認める。

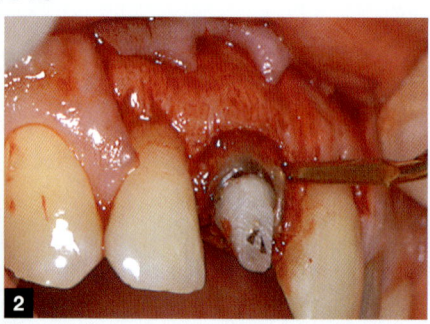

2 ピエゾーサージェリー®（EX1）を用いて、唇側骨に損傷を与えないようにていねいに抜歯をする。

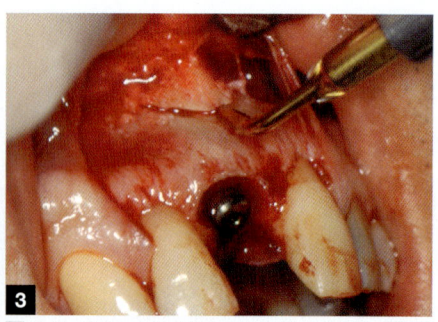

3 インプラント埋入後に、ピエゾーサージェリー®（OT2）にて前鼻棘から骨を採取する。

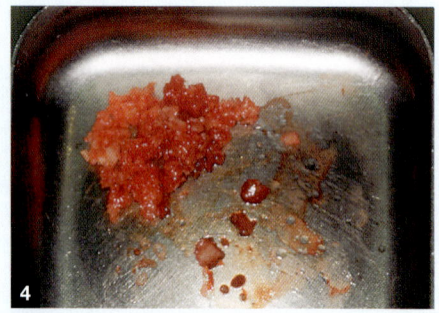

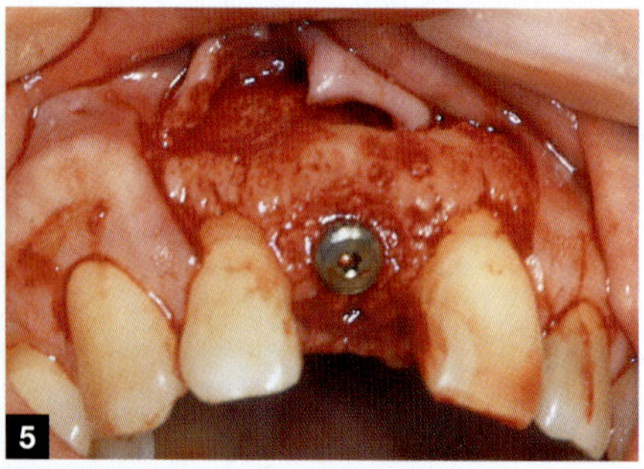

4 5 採取した骨は粉砕し、抜歯窩とインプラントの間隙に填入する。

術後

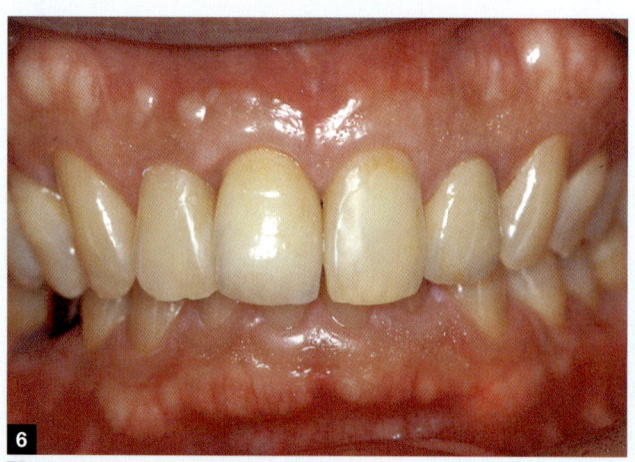

6 審美的にも十分満足が得られる結果となった。

PART 4

レーザー&ピエゾ
私の使いどころと関連必須アイテム

— レーザー

吉野敏明

田中秀樹

佐藤　聡／鴨井久博／千葉朋義／安川俊之／田巻友一

吉田直人

— ピエゾ

白鳥清人

「アーウィン アドベール」による臨床報告

Er:YAGレーザーを応用した再生療法

summary

手用器具や回転切削器具と違い，接触せずとも光が到達すれば生体組織への蒸散が可能であり，デブライドメントが困難であった部位の治療をはじめ，再生療法の新しい術式を生む可能性を有する．

吉野敏明

神奈川県開業
吉野歯科診療所歯周病インプラントセンター
連絡先：〒220-0004 神奈川県横浜市西区北幸1-2-13 横浜西共同ビル5F

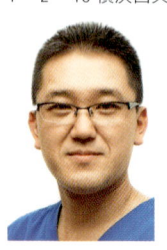

巻頭アトラス12pで紹介

開業　2006年
専門分野　歯周病細菌検査，免疫検査，抗菌療法，フルマウスディスインフェクション，レーザー治療，再生療法．
レーザーを導入しようとしたきっかけは？
　大学にてEr:YAGレーザーの臨床応用のための基礎研究を15年以上行っていたため．

現在の主なレーザー利用分野は？
　再生療法の肉芽組織除去，骨整形，再生療法時の皮質骨穿孔などに応用することが多い．
資金はどうされました？
　現金で購入．

歯科用レーザーを導入するまでの臨床の道のりと臨床レベルの自己評価（10点満点）

1992年（25歳）
岡山大学歯学部卒業，東京医科歯科大学歯周病学教室入局．石川烈教授の指導の下，再生療法（rh-BMP2）およびEr:YAGレーザーの基礎研究を手伝う．夢と希望に満ち溢れていた．**2点**

1995年（28歳）
大学での研究にためらいがちになり，父親の歯科医院を週2～3日手伝いはじめ，臨床と研究の2足のわらじ生活を始める．Er:YAGレーザーの安全性に関する学会発表を行った．**3点**

1999年（32歳）
日本歯周病学会の認定医（現在の専門医）合格．治療が面白くて仕方がない時期．**4点**

2000年（33歳）
日本臨床歯周病学会年次大会で細菌検査を用いた侵襲性歯周炎に関する症例発表を行う．この頃から，大学での研究をサボり気味であった．**5点**

2003年（36歳）
名古屋で行われた日本臨床歯周病学会年次大会で2000年の発表が縁で宮本泰和先生と出会い，小野善弘先生を紹介していただきJIADSの講師となる．本格的に歯周外科を学び始める．**6点**

2004年（36歳）
JIADS講師陣の1人として，米国タフツ大学で初めて海外講演を行う．自分の知見が狭いことを痛感．**5点**

2005年（38歳）
開業準備のため，JIADS講師陣の診療所を見学．宮本先生の再生治療の症例を直接みて圧倒される．再生治療を将来の生業にする決意をする．**6点**

2008年（41歳）
卒業以来，青木章先生の指導の下に研究していたEr:YAGレーザーに関する論文がJ Periodontologyに掲載され，日本レーザー歯学会発表でも最優秀を受賞．これをきっかけに再生治療の臨床に積極的にレーザーを導入する．大学での研究と臨床がつながったことに感動する．**7点**

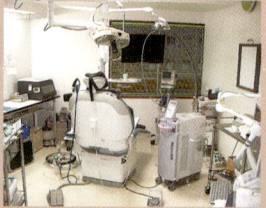

この症例の概要

患者は初診時66歳の女性で、歯周炎は中等度で一部に重篤な骨欠損を認めた。通常、Ⅲ度の根分岐部病変は抜歯または歯根分割やヘミセクションといった外科処置が適応であり、再生療法の適応ではない。本症例では術前のコーンビームCTから明らかであるように、両隣在の歯槽骨頂が分岐部頂より高い位置にあり、閉鎖的な再生の場が得られること、術前の口腔内写真より十分な角化組織が存在し、歯肉弁で骨移植部位が確実に閉鎖できること、加えて本レーザーと新型チップにより確実に根分岐部のデブライドメントが可能なことが再生療法を適応した理由である。

現在、発展した骨補填材やグロースファクターに加え、三次元診断装置、顕微鏡などの拡大視野装置の併用、さらに本治療機器のような器具到達性の高い装置が開発され、再生治療の適応症は今後拡大していくであろう。現在、われわれはレーザーを用いることで適応となる症例を検索し、経過観察期間は短いものの奏功した症例を少なからず経験している。今後、注意深く経過観察し、適応症と照射条件などのさらなる絞り込みが必要である。

> **「アーウィン アドベール」選択の理由** _mini column_
>
> 20年ほど前より東京医科歯科大学歯周病学教室の石川烈教授（当時）が歯周治療への応用を進め、筆者自身が基礎研究の段階からかかわっていた。硬組織に応用可能であること、熱影響が最小であることなどのメリットが多数ある一方、装置の大きさや費用等がデメリットになっていた。近年、装置の小型化と低価格化に加え、さまざまなチップの形状が考案され、多くの臨床家の使用により適応時の照射設定などが確立しつつあり導入に踏み切った。

術前

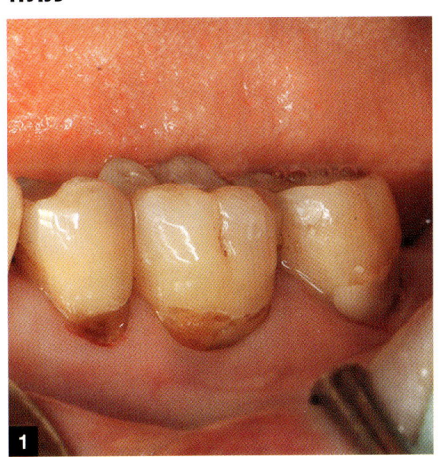

1 術前の状態。再生療法を行うのに十分な角化歯肉と歯間乳頭の存在を認める。根分岐部は露出していない。

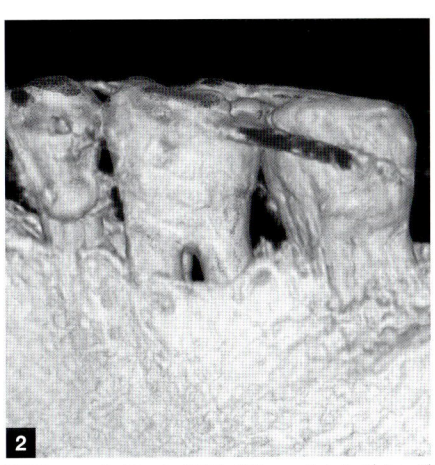

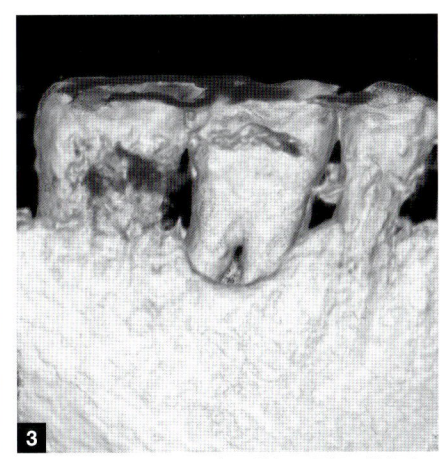

2 3 コーンビームCTをボリュームレンダリング画像で三次元でみたもの。根分岐部の頂部は隣在する歯槽骨頂より低いところに位置する。

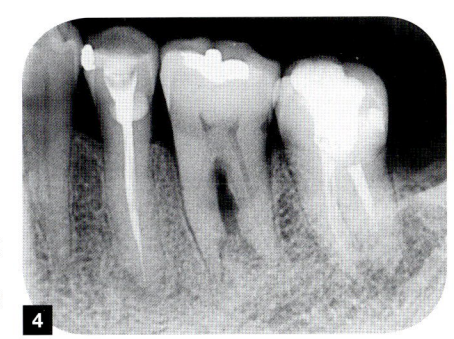

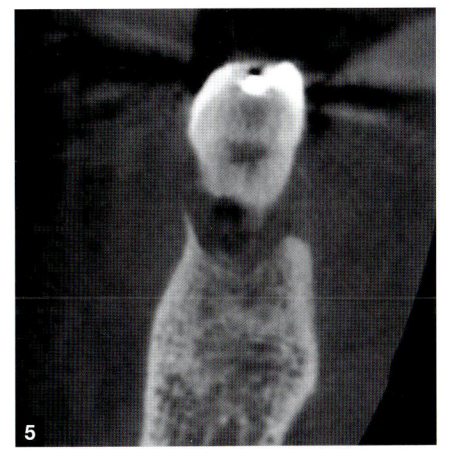

4 5 コーンビームCTによる根分岐部の断層写真では、骨欠損は下に凸（コンベックスシャイプ）で、閉鎖的空間である再生療法の場をつくりやすい形態であることがわかる。

「アーウィン アドベール」による臨床報告

テクニックの勘所と工夫

　再生療法において，歯肉弁の内縁上皮を除去できなければ，いかに歯肉弁を歯冠側に移動したとしても，上皮性の付着となるか，または歯肉の退縮を起こしてしまう．そのため，内縁上皮を一層除去することが必要であるが，従来のメスを使う方法ではテクニックセンシティブであり，時にパーフォレーションしてしまったり，除去のしすぎで角化歯肉が少なくなってしまう．本レーザーシステムでは，軟組織用側面照射チップ（S600T）を使うことで，マイクロメスの代わりに歯肉溝切開と歯根面のデブライドメントを兼ねて切開し，内縁上皮を蒸散させることで除去している．その後，新型の側面（軟組織）および直線（硬組織）照射併用照射チップを用いて根分岐部の肉芽組織を根分岐部底部の骨から一塊として掻爬して摘出している．摘出後は各種拡大視野装置を用いて根分岐部を明視し，感染性沈着物の除去完遂を確認してから再生療法を行っている．

> **「アーウィン アドベール」導入後の使い勝手** ―mini column
> 　他種のハードレーザー装置に比べるとまだやや大きいものの，注水装置が内蔵され，コンセントさえあればどこにでも移動することができ，診療室内の移動も楽である．注水用の精製水も市販のものをセットするだけなのでメインテナンスは簡便である．

術中の流れ

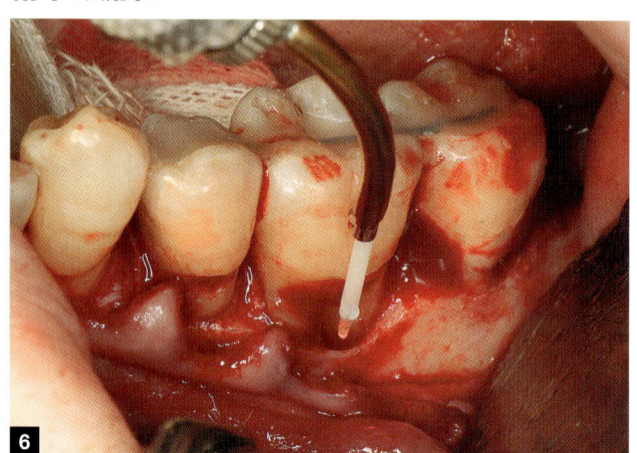

6 レーザーによるデブライドメント．

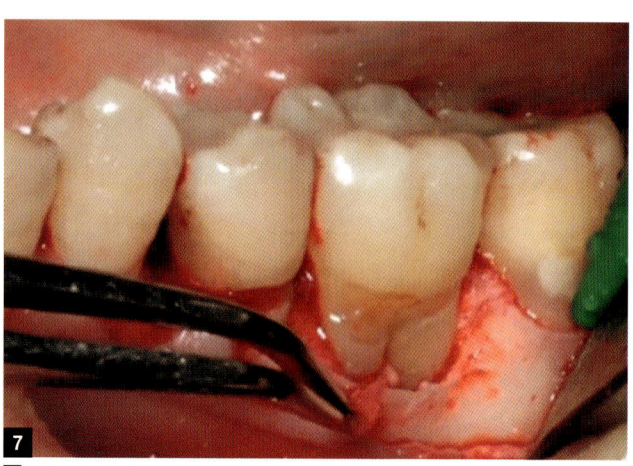

7 根分岐部肉芽を一塊で除去できる点が本レーザー使用の大きな利点である．

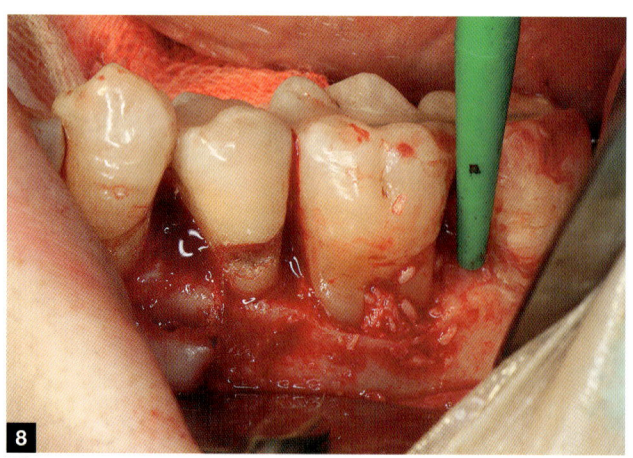

8 PRGFを用いた骨移植材の充填．

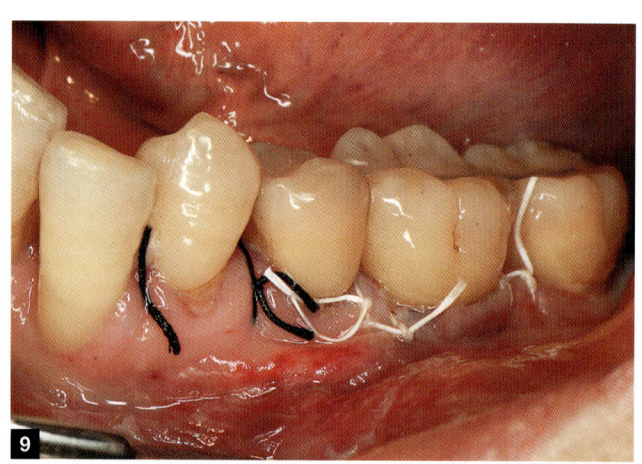

9 縫合後．

10	従来型		新型
	軟組織	硬組織	軟組織
種類	S600T	C400F	PS600T
照射方向	側面方向照射	直線方向照射	側面＋直線方向照射
照射設定	10pps　90mJ 注水　有	10pps　80mJ 注水　有	10pps　90mJ 注水　有

10 各種チップとその特徴.

細菌検査の実施

　治療に先立って細菌検査をしたところ，今回処置を行った6根分岐部からは75.41％もの *Porphyromonas gingivalis* が検出されたが，抗菌療法併用の歯周基本治療によって歯周病原細菌はすべて検出限界以下となった．このことを再生療法の成功率が高くなる根拠とし，レーザー治療併用の再生療法を計画した．

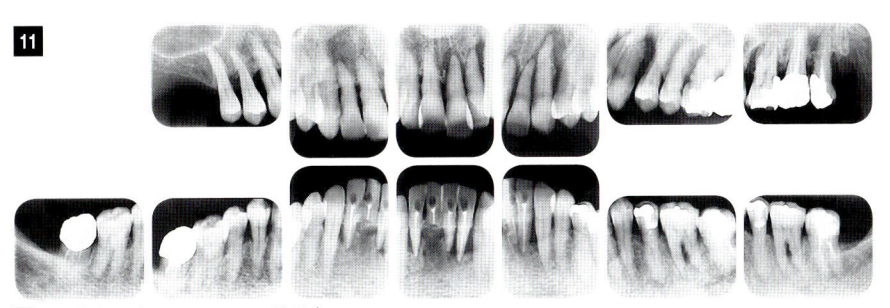

11 初診時のデンタルエックス線写真.

12 歯周病原細菌の細菌検査：初診（2009年1月16日）

	count	total to ratio	normal
Total Bacteria	9,368,560	—	—
A. actinomycetemcomitans	0	0.000%	<0.01%
P. gingivalis	7,064,840	75.41%	<0.5%
T. forsythus	463,400	4.95%	<0.5%
T. denticola	514,240	5.49%	<5.0%
P. intermedia	407,800	4.35%	<2.5%

歯周基本治療終了時（2009年1月16日）

	count	total to ratio
	348,560,000	—
	0	0.000%
	0	0.00%
	0	0.00%
	0	0.00%
	0	0.00%

12 初診時と歯周基本治療終了時における歯周病原細菌の細菌検査結果の比較.

「アーウィン アドベール」による臨床報告

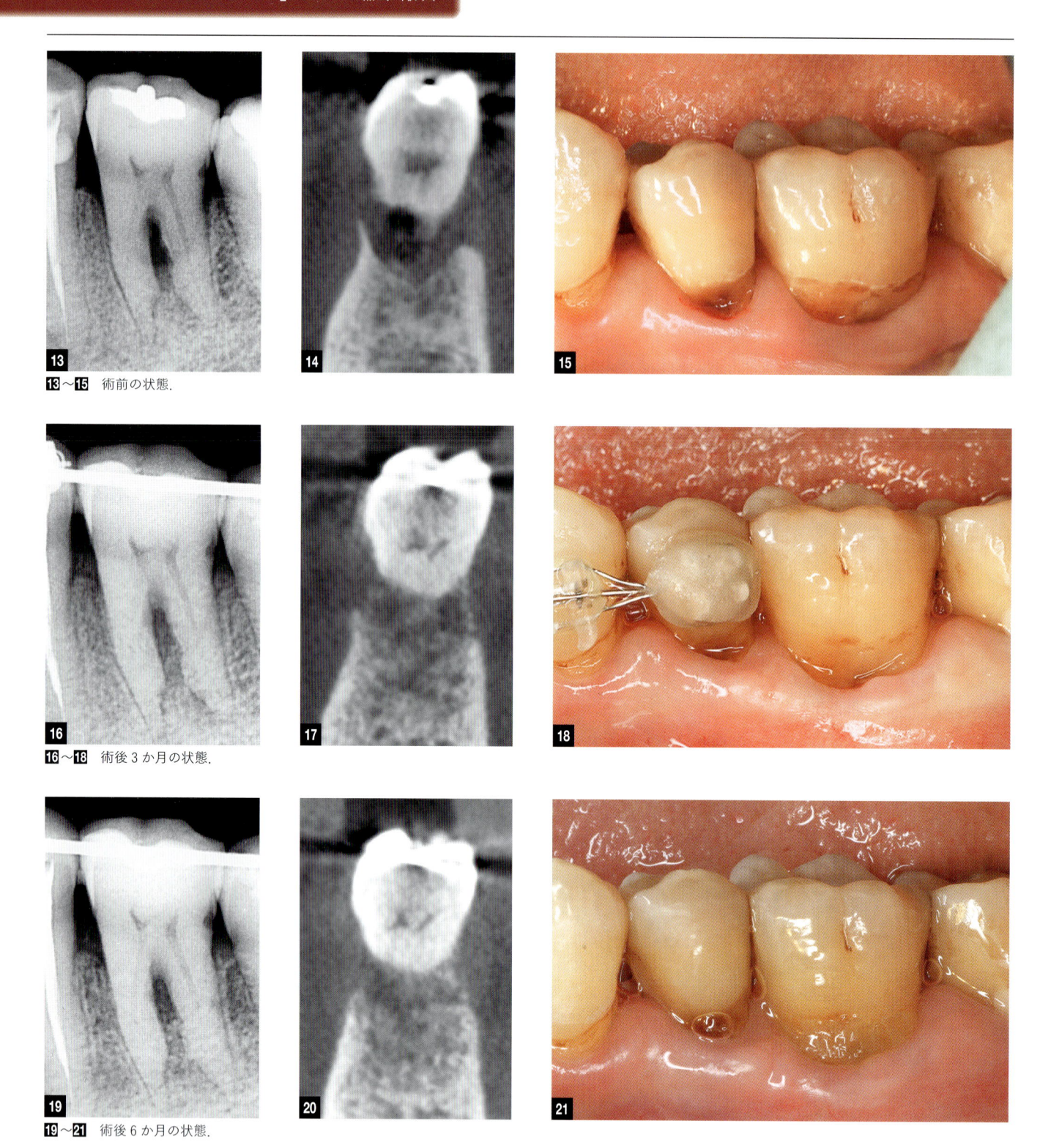

13〜15 術前の状態.

16〜18 術後3か月の状態.

19〜21 術後6か月の状態.

術後経過

　予後は良好であり，本稿執筆時点で6か月が経過している．歯肉の位置は術前と同程度で退縮は認められない．硬組織に関しては，コーンビームCTで根分岐部の再生状況を1か月ごとに確認中である．現在，根分岐部には骨様の不透過像を認め，歯根膜腔様の透過像も確認されている．今後も注意深く観察する予定である．

PART4 私の使いどころと関連必須アイテム

advice これから購入する読者への アドバイス

「レーザーというモノがほしい」という読者は値段で装置の購入を決定しがちであるが，レーザーは発振周波数によって特性が異なるので，各レーザーの特徴の理解を深めていただきたい．本レーザーは水に吸収されるため，歯や骨などの硬組織にも熱影響がきわめて少ない．そのため，窩洞形成も可能であり，再生療法を含めた歯周外科にも応用可能である．

一方，炭酸ガスレーザーなどのように炭化しにくいため，止血の能力は少ない．また，本レーザーはチタン表面に反射して照射面温度も上昇しないため，フィクスチャーに直接照射し，インプラント周囲炎への応用も可能である．このような臨床場面に遭遇する読者にはお勧めである．

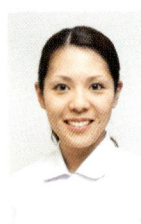

スタッフからひとこと！

田中真喜先生（歯科医師・歯周病専門医）

本症例は，私がオペを執刀しました．このような根分岐部のデブライドメントが必要な症例に加え，狭くて深い骨欠損部や，タービンなどのヘッドが大きくて器具到達性の悪い部位などもアーウィンアドベールと新型チップが有効だと思います．

今回使用した器材 recommended

ベラビュー エポックス3D

問合先：（株）モリタ
Tel.06-6380-2525
または03-3834-6161

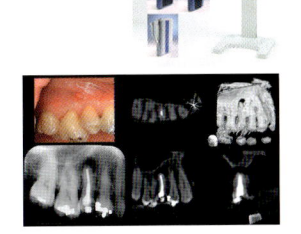

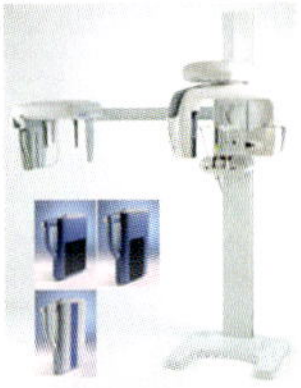

ベラビューエポックス3D 1台でパノラマ撮影，セファロ撮影，三次元撮影が可能である．本症例のように，根分岐部の内部や舌側からの形態がボリュームレンダリング画像によって術前にみることができるので，オペの術式の立案にたいへん有効である．φ40×H40mm の局所領域の撮影から，フルマウス対応のφ80×H80mm の三次元画像まで均等で歪みがない鮮鋭な画像が得られる．

手術用顕微鏡 OPMI pico

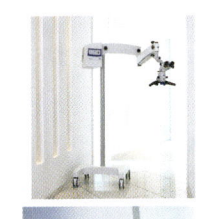

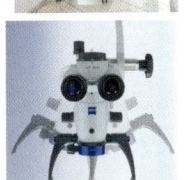

問合先：（株）ジーシー
Tel. 0120-416480

本顕微鏡はコンパクトであるのみならず，顕微鏡を左右に振っても接眼レンズが傾くことなく，水平に保つことができる．レーザー治療のみならず，精密な再生手術を行う場合，従来型の顕微鏡ではミラーテクニックを多用しなければならなかったが，本顕微鏡では両手を使っての手術が可能である．

「ジーシー　ナノレーザーGL-Ⅲ」による臨床報告

レーザーを効果的に臨床に応用する

summary

炭酸ガスレーザーは遠赤外線領域の波長をもち，照射エネルギーのほとんどが表層から0.1〜0.2mmの組織に吸収され，為害作用が少ない．その生物学的作用としてHLLTとLLLT作用の概念があげられるが，今回，インプラント治療への臨床応用とその効果について症例提示する．

田中秀樹

福岡県開業　田中ひでき歯科クリニック
連絡先：〒814-0132 福岡県福岡市城南区干隈2-1-19

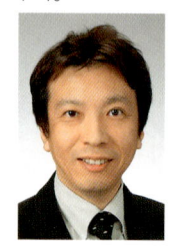

巻頭アトラス14pで紹介

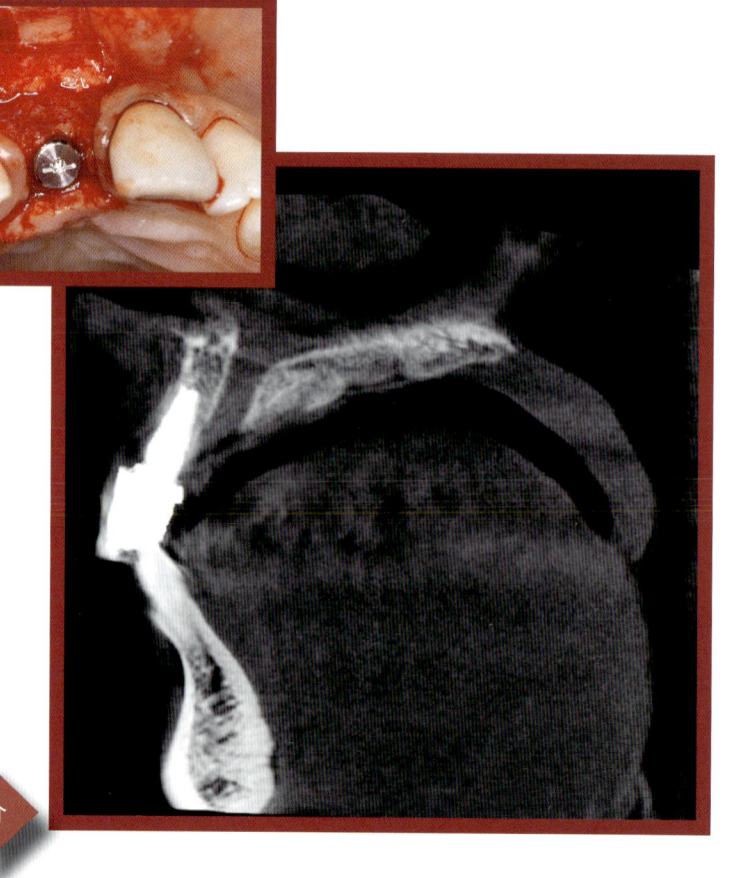

開業　1991年
専門分野　歯周治療　インプラント
レーザーを導入しようとしたきっかけは？
　患者の外科処置に対する負担軽減と組織再生効果の可能性に期待して，この機器の購入を決意した．

現在の主なレーザー利用分野は？
　再生療法の肉芽組織除去，骨整形，再生療法時の皮質骨穿孔などに応用することが多い．
資金はどうされました？
　リース

歯科用レーザーを購入するまでの臨床の道のりと臨床レベルの自己評価（10点満点）

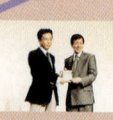

- 1991年（31歳）福岡県福岡市にて開業．3点
- 1992年（32歳）糸瀬正通先生に出会い，自分の臨床があまりにも未熟であることに気付かされる．4点
- 1995年（35歳）日本審美歯科協会入会．下川公一先生に出会い，歯科臨床医としての自分のあり方と目標がみえてきたような気がする．5点
- 1998年（38歳）日本歯周病学会認定医取得．6点
- 2001年（41歳）ジーシー炭酸ガスレーザー導入．7点
- 2003年（43歳）近くに土地を購入し，移転開業．8点
- 2009年（49歳）ジーシー炭酸ガスレーザー「ナノレーザーGL-Ⅲ」を導入し，現在，炭酸ガスレーザーは自分の臨床になくてはならないものになった．9点

この症例の概要

患者は，30歳，女性で，1|の唇側歯肉腫脹および歯根破折で来院した（**1 2**）．以前，他歯科医院にて長期間根管治療を受けていて，腫脹，排膿を繰り返していたらしい．患者はインプラント治療を希望されたので，抜歯と同時にソケットプリザベーションを行うことにした．6か月後（**3 4**），ジーシーインプラントのセティオテーパーフィクスチャー直径3.8mm，長径12mmを埋入した．埋入手術時の写真からもわかるように，唇側部の骨量は十分であったため，さらなるGBR処置は必要なくなった（**5 6**）．4か月後に二次手術を行い，1|1のプロビジョナルレストレーションを製作した（**7**～**9**）．1|の歯頸部のシャドウの改善と歯頸ラインの調和をはかることを目的に結合組織移植を行った（**10 11**）．その6か月後，最終補綴物を装着した（**12**）．

「ナノレーザーGL-Ⅲ」選択の理由 [mini column]

ハンドピースが360°回転するスイベル方式であることで，動きの制限が少ないこと．柔軟性に優れた中空ファイバーを使用していること．発振モードが，スーパーパルスとノーマルパルスの2モードあること．照射モードが，連続照射，リピート照射，シグナルパルス照射の3モードあること．さらに，出力，照射時間の設定に加えて，休止時間の設定が可能であること．シンプルで，機能的なデザインであることが導入時の選択基準となった．

経過

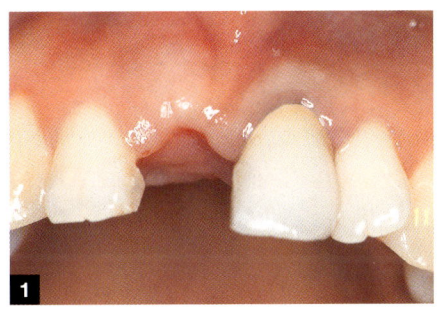

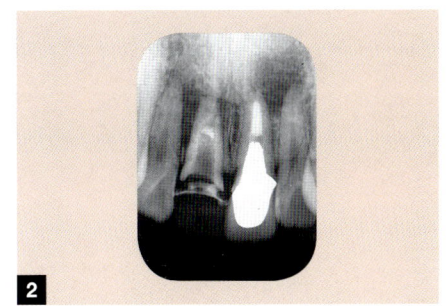

1 2 初診時．患者は，30歳，女性で，1|の唇側歯肉腫脹および歯根破折で来院．

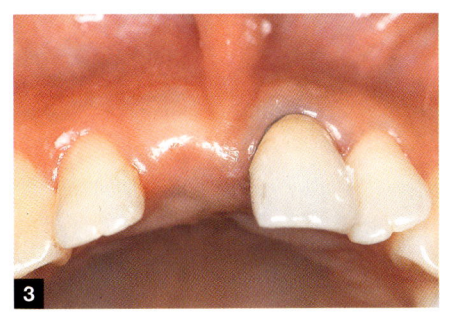

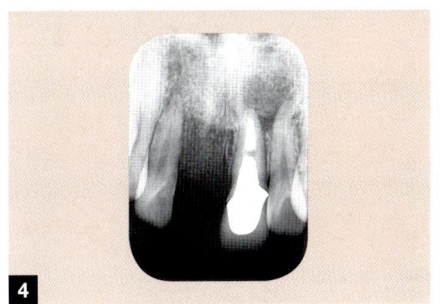

3 抜歯と同時にソケットプリザベーションを行った6か月後．
4 ソケットプリザベーションを行った6か月後，インプラント埋入直前のデンタルエックス線写真．

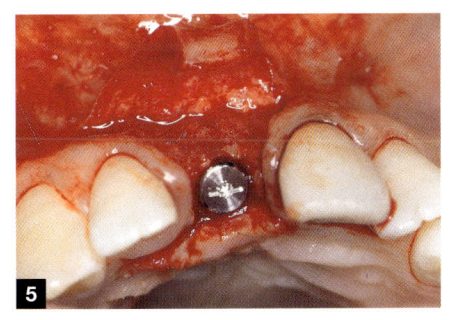

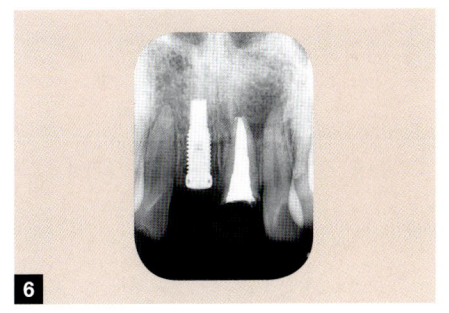

5 唇側部の骨量は十分であったため，さらなるGBR処置は必要なくなった．ジーシーインプラントのセティオテーパーフィクスチャー直径3.8mm，長径12mmを埋入した．
6 インプラント埋入直後のデンタルエックス線写真．

「ジーシー　ナノレーザーGL-Ⅲ」による臨床報告

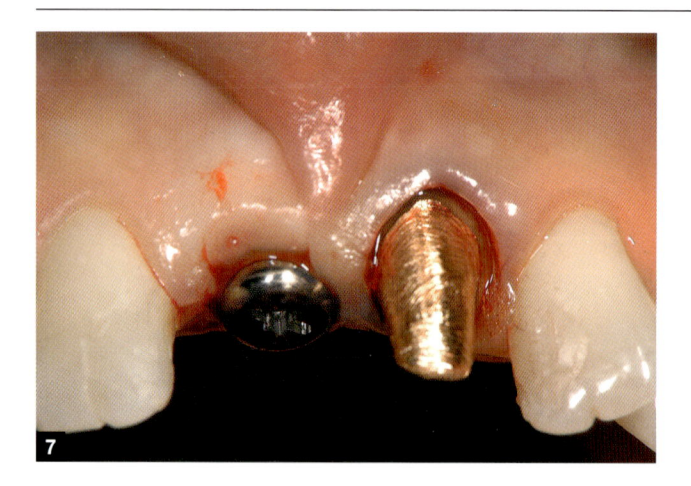

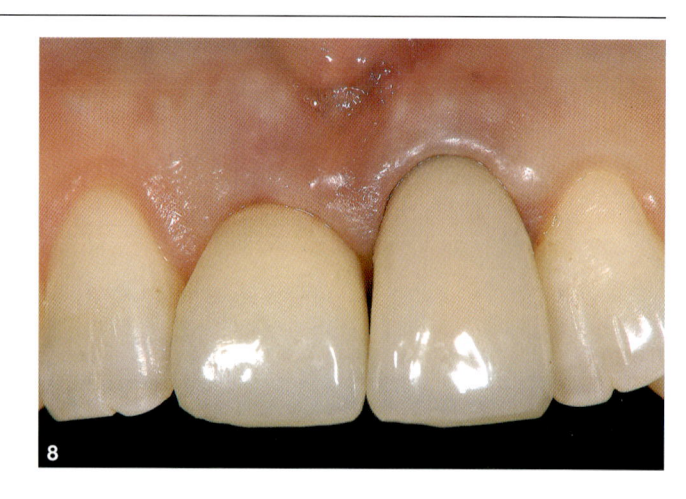

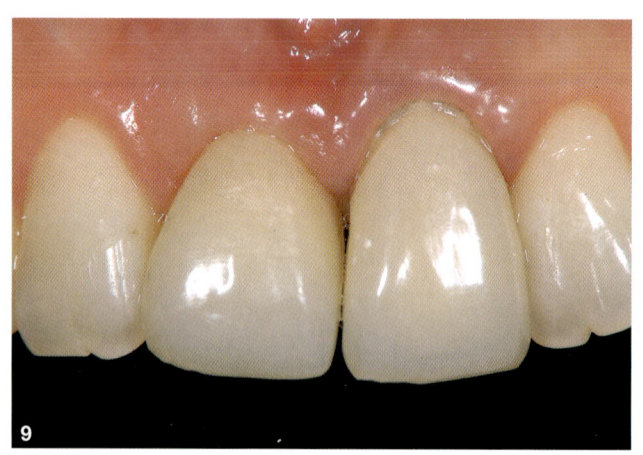

7 二次オペ後の口腔内写真.
8 二次オペ後最初のプロビジョナルレストレーション. 1|1 の歯頸ラインの調和をはかっていく必要がある.
9 約1か月後，2回目のプロビジョナルレストレーション.

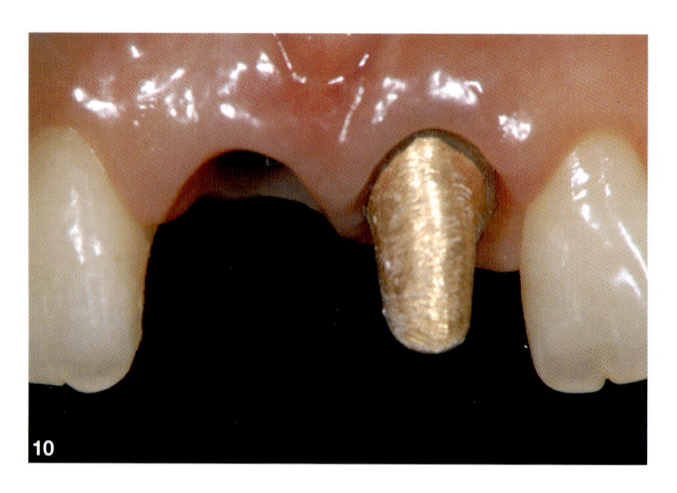

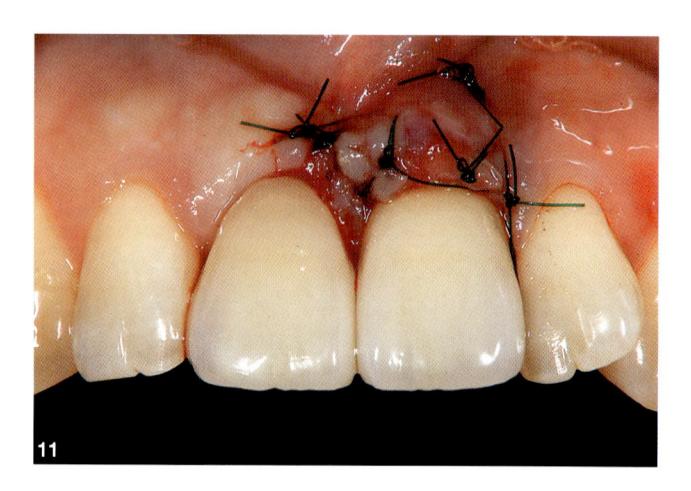

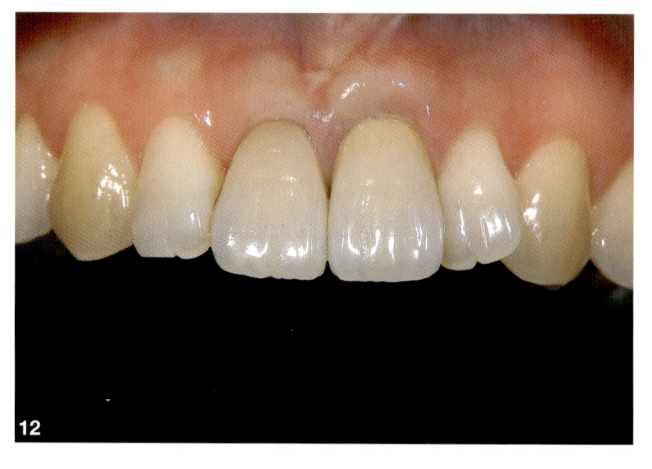

10 |1 の結合組織移植手術前の周囲軟組織の状態. |1 の軟組織の形態は良好に移行しているが，|1 の天然歯周囲の歯肉の厚みと歯頸ラインに問題がみえる.
11 |1 の歯頸部のシャドウの改善と歯頸ラインの調和をはかることを目的に結合組織移植を行った.
12 最終補綴物装着直後の口腔内写真. まだ結合組織移植部の軟組織の厚み，形態に左右の調和がみられないため，メインテナンス時にレーザー照射しながら経過観察していくことにした.

PART4 私の使いどころと関連必須アイテム

テクニックの勘所と工夫

　ソケットプリザベーションテクニックをより効果的に行うために，また薄い唇側骨を少しでも温存するために慎重に抜歯後(13)，骨形成促進効果を期待し，「ジーシー　ナノレーザーGL‐Ⅲ」で低出力照射(LLLT)を行った．その後，テルプラグ(テルモ社)を唇側部を膨らませるように入れ，その上から骨補填材を填入した．そして血液が十分浸透したところで，高出力照射(HLLT)により血液凝固させた(14)．その後，口蓋側から有茎弁歯肉によって封鎖した(15)．

　その後，軟組織の治癒促進効果を期待して，歯肉歯頬移行部，口蓋歯肉部に低出力照射(LLLT)を行った．
　このテクニックの勘所として，テルプラグを唇側部に十分膨らませるように填入することと十分に治癒期間をおくことが重要である．この症例においては，さらに6か月待ってインプラント埋入手術を行った．

> **mini column**
> **「ナノレーザーGL‐Ⅲ」導入後の使い勝手**
> 　「ナノレーザーGL‐Ⅲ」は，ファイバーの部分が柔らかいため，ハンドピースをもったときの感覚が軽くて動かしやすく，出力や照射時間，休止時間などの設定が細かくでき，術者のオリジナルモードが簡単に設定できる．そのため，あらかじめ設定された6つの標準モードから，症例にあわせた微調整が可能になった．これらのことで，あらゆる症例に対して容易に無痛で効果的なレーザー治療が可能になった．

術中

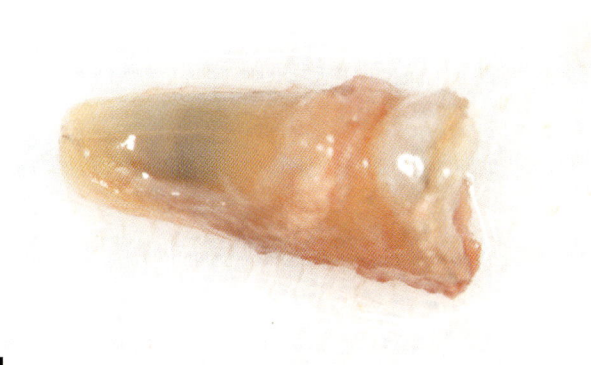

13　薄い唇側骨を少しでも温存するために慎重に抜歯．
14　血液が十分浸透したところで，高出力照射(HLLT)により血液凝固させた．
15　口蓋側から有茎弁歯肉によって封鎖した．

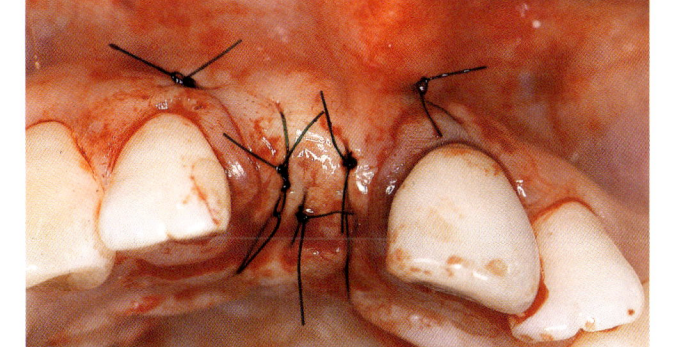

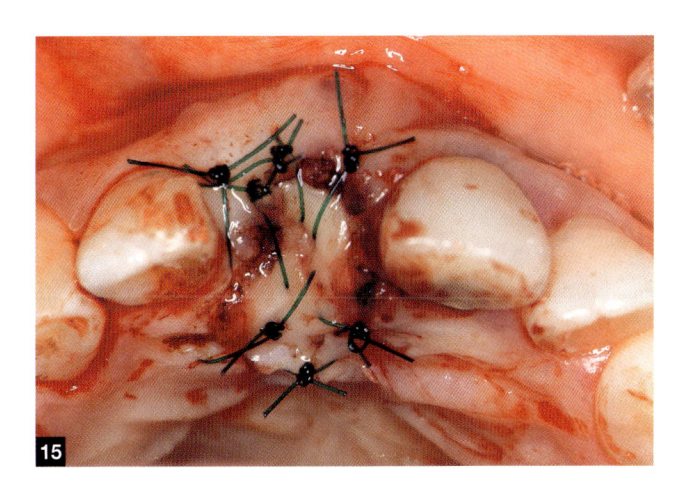

術後経過

4年後のCT画像(⑯)から良好な経過が伺える．前歯部インプラントの予後に大きな影響を及ぼす因子として，唇側骨の十分な厚みの確保があげられる．補綴物装着後約4年経過において，唇側に十分な幅の骨が存在していることから，その後の良好な予後が期待できる(⑰〜⑳)．

術後

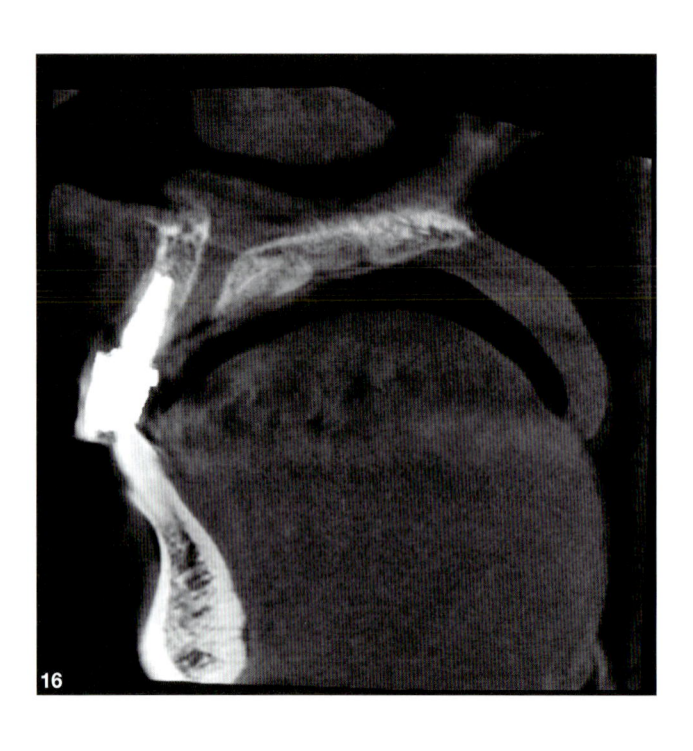

⑯ 術後4年のCT画像では良好な経過が伺える．

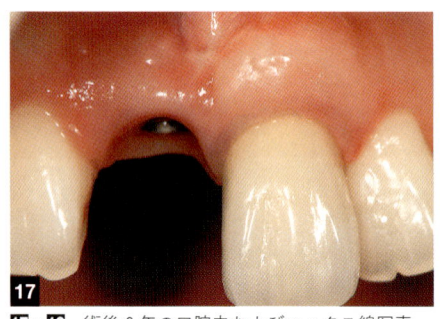

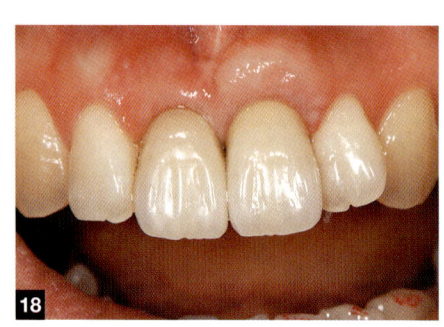

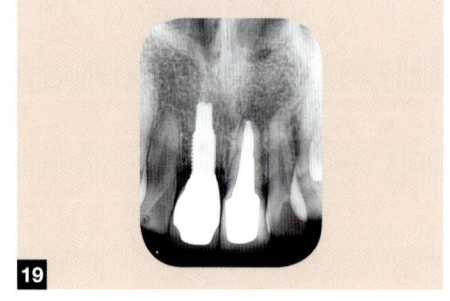

⑰〜⑲ 術後6年の口腔内およびエックス線写真．

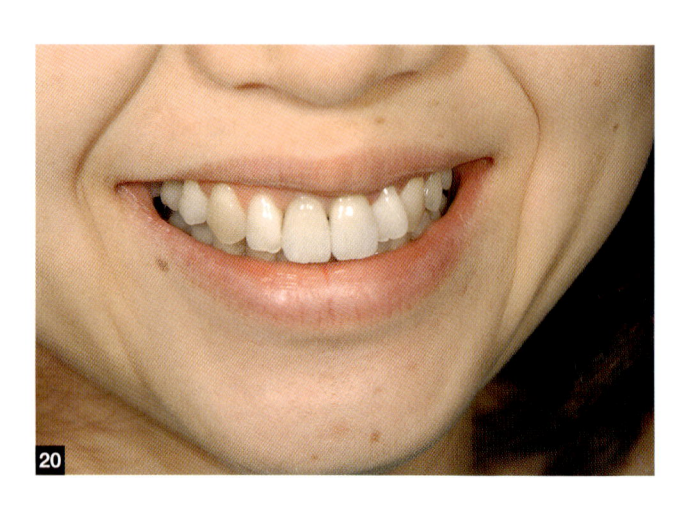

⑳ 術後の患者のスマイル写真．自然感のある口元が再現された．

PART4 私の使いどころと関連必須アイテム

advice これから購入する読者への
アドバイス

歯科用レーザーのなかで，現在炭酸ガスレーザーがもっとも普及しているレーザーである．最初に購入するレーザー機器としては，他のレーザー機器に比較して汎用性が高く，低コストである．なくても臨床に大きな支障はないが，一度購入して使用し始めると，なくてはならないものとなるであろう．

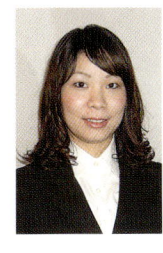

スタッフからひとこと！

倉富　優さん（歯科衛生士）

当院の炭酸ガスレーザー治療は主にインプラント手術や歯周外科，抜歯など，外科的処置における術中，術後や矯正治療にも使用しています．レーザーを照射することで創傷部位の治癒促進，疼痛緩和が期待できるため，患者さんも痛みに対するストレスが緩和され，気持ちよく治療に臨めます．スムーズな治療を行うことで患者さんとの信頼関係をより強固に結べます．炭酸ガスレーザーは，当医院にとって患者さんとの信頼関係を築くのに必要な器械のひとつになっています．

今回使用した器材　recommended

**Extraction Tool
Xtool Desmo & Luxa**

問合先：（株）マイクロテック
Tel.03-5827-1380

人間工学に基づいたインスツルメントの形態により，繊細で制御の利いた伝達力が働き，歯の弛緩，脱臼を厳密に行うことができる．そのため，薄い唇側骨なども極力温存することができ，ていねいな歯の抜去を可能にする．

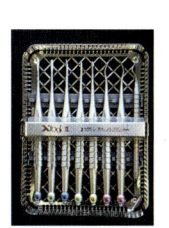

「インパルス デンタルレーザー」による臨床報告

Nd:YAGレーザーの歯周治療への応用

summary

新付着術（ENAP）にNd:YAGレーザーを用いたLANAPという術式.

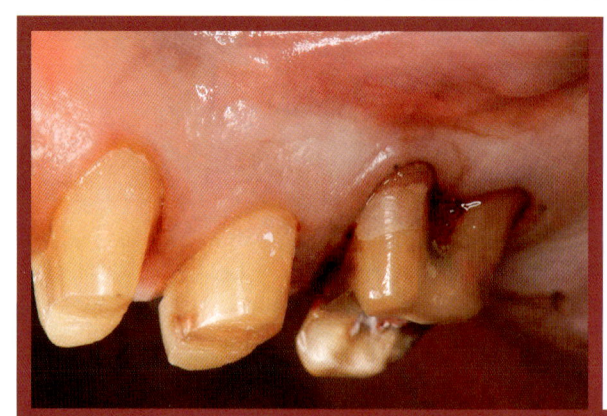

佐藤　聡[*1]／鴨井久博[*3]／千葉朋義[*1]／
安川俊之[*2]／田巻友一[*1]

[*1] 日本歯科大学新潟生命歯学部歯周病学講座
連絡先：
〒981-8580 新潟県新潟市中央区浜浦町1-8
[*2] 日本歯科大学新潟病院総合診療科
[*3] 日本医科大学千葉北総病院歯科

巻頭アトラス16pで紹介

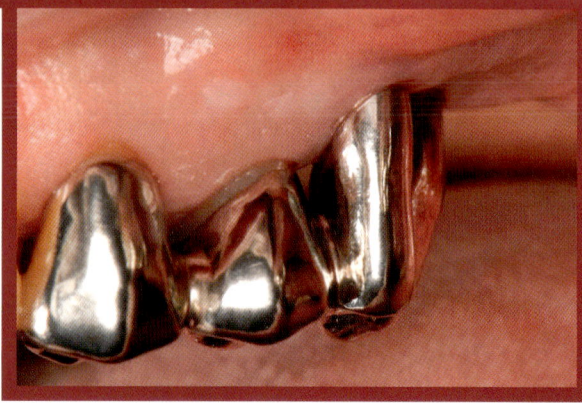

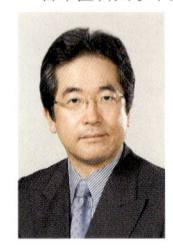

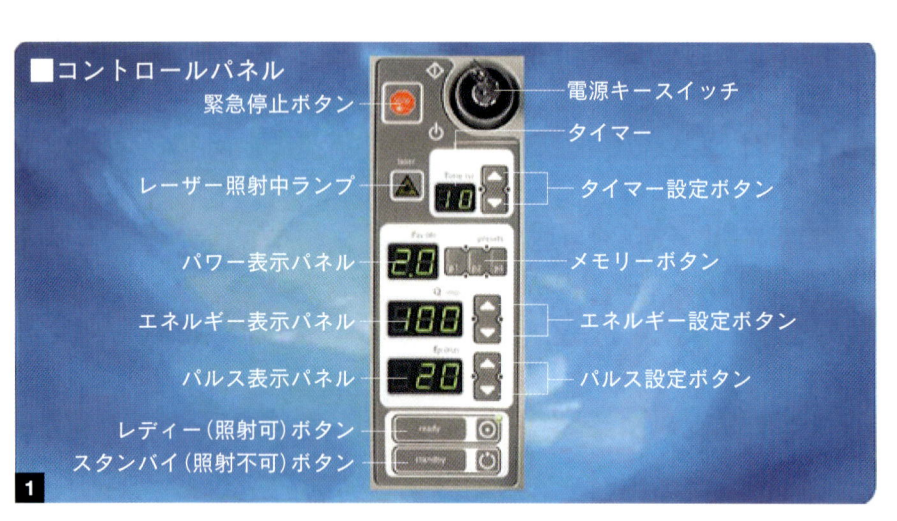

1〜4 使用したNd:YAGレーザー（インパルスデンタルレーザー：アストラテック株式会社）のコントロールパネルとファイバー.

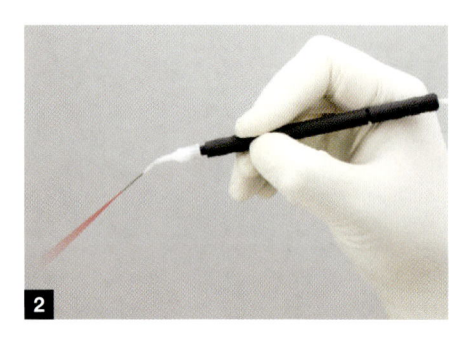

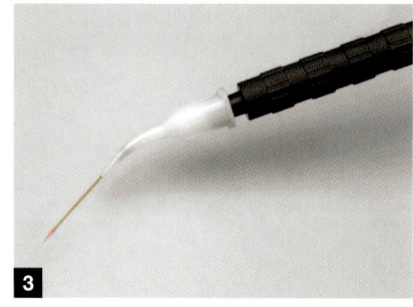

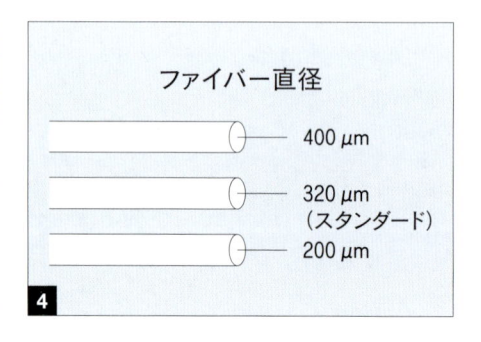

■コントロールパネル
- 緊急停止ボタン
- 電源キースイッチ
- タイマー
- レーザー照射中ランプ
- タイマー設定ボタン
- パワー表示パネル
- メモリーボタン
- エネルギー表示パネル
- エネルギー設定ボタン
- パルス表示パネル
- パルス設定ボタン
- レディー（照射可）ボタン
- スタンバイ（照射不可）ボタン

1

2　**3**

ファイバー直径
- 400 μm
- 320 μm（スタンダード）
- 200 μm

4

PART4 私の使いどころと
関連必須アイテム

この症例の概要

　症例は，66歳の男性である．主訴は，ブラッシング時の歯肉からの出血で来院された．歯周組織検査の結果，慢性歯周炎と診断，通常の歯周基本治療を行った．

　歯周基本治療後の再評価の結果，上顎左側第一大臼歯の遠心根に歯根尖付近に至る骨の吸収と，口蓋根の周囲に強い炎症の存在が確認されたため，上顎左側第一大臼歯頬側遠心根分割抜歯術と同時にNd:YAGレーザーを用いた新付着術であるLaser Assisted New Attachment Procedure（LANAP）を選択した（5～7）．すなわち局所麻酔後，上顎左側第一大臼歯頬側遠心根を分割抜歯，さらにNd:YAGレーザーである「インパルス デンタルレーザー」を2～3Wの条件で処置に応用した．残存している歯周ポケット内に対しては15pps，100mJの条件で内斜切開を行い，スケーラーを併用しながら炎症性の結合組織と縁下歯石の除去を行った．その後，歯周ポケット内の血餅と歯周ポケット内に露出した結合組織に対して20pps，200mJの条件でレーザー照射を行った（8 9）．

　術前の同歯の歯周ポケット内細菌検査の結果では，同部位より Tannerella forsythia, Fusobacterium nucleatum, Treponema denticola, Prevotella intermedia, Porphyromonas gingivalis の細菌が確認されたが，術後7日において術前に検出されたほぼすべての歯周病原細菌の消失が確認された（10）．

> **mini column**
>
> **「インパルス デンタルレーザー」選択の理由**
>
> 　使用したNd:YAGレーザーの出力モードは，連続波とパルス波の切り替えが可能で処置の内容に応じて選択するが，一般的に連続波は熱の発生が多く，組織の深部にまで熱凝固層が形成される．一方，パルス波は励起エネルギーが断続的に与えられるため，組織への熱凝固層の形成は，比較的浅層に限局するといった特徴がみられる．Nd:YAGレーザーでは，これらの特徴を考慮した治療が可能で，歯周治療にも幅広く応用できる．

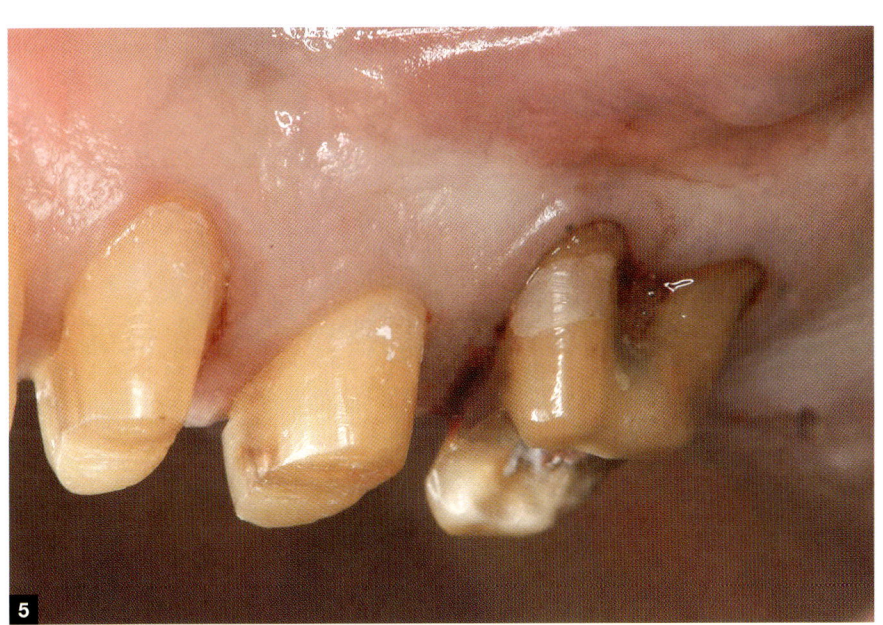

5 初診時の口腔内所見．

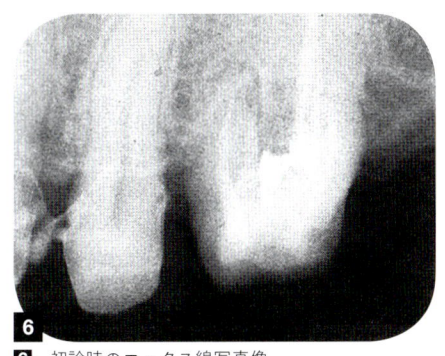

6 初診時のエックス線写真像．

7 歯周組織検査の結果．

初 診

歯式	ポケットの深さ						根部分岐病変	動揺
	B			P				
	M	B	D	M	P	D	M D	
26	+4	2	6	+8	3	5	III	0

再評価

歯式	ポケットの深さ						根部分岐病変	動揺
	B			P				
	M	B	D	M	P	D	M D	
26	2	2	+4	+7	+3	+5	III	0

メインテナンス

歯式	ポケットの深さ						根部分岐病変	動揺
	B			P				
	M	B	D	M	P	D	M D	
26	3	2	3	3	3	3	III	0

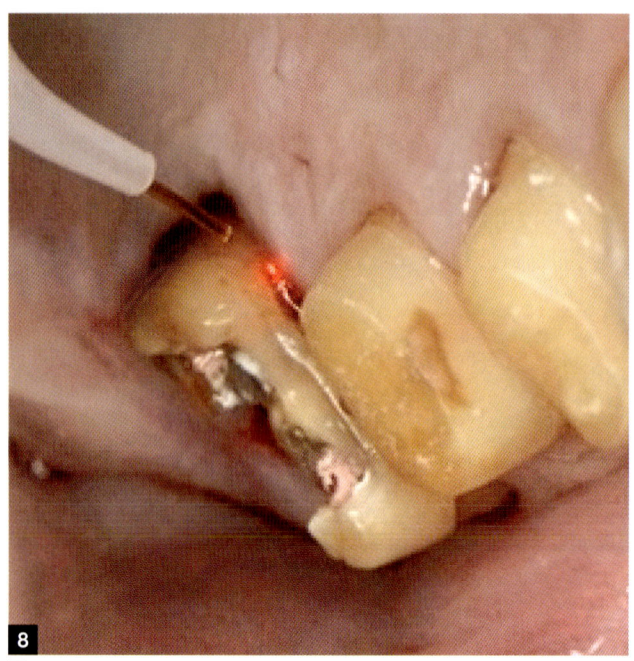

「インパルス デンタルレーザー」による臨床報告

8 Nd:YAG レーザーを用いた LANAP 術.

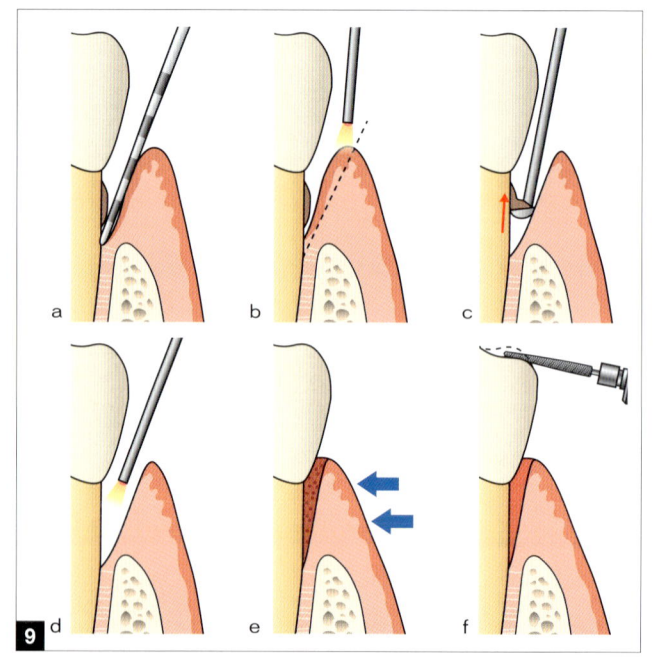

9 LANAP 術の概要. a：PD 測定. b：炎症が残る結合組織をデブライドメント. c：縁下歯石の除去. d：ポケット内結合組織に再照射する. e：根面に歯肉を圧接し、フィブリン血餅でポケットを封鎖する. f：創部が安定し、暫間固定、咬合調整することで治癒が促進される. 徹底した口腔衛生管理とメインテナンスを行い、術後 6 か月間はプロービングを行わない.

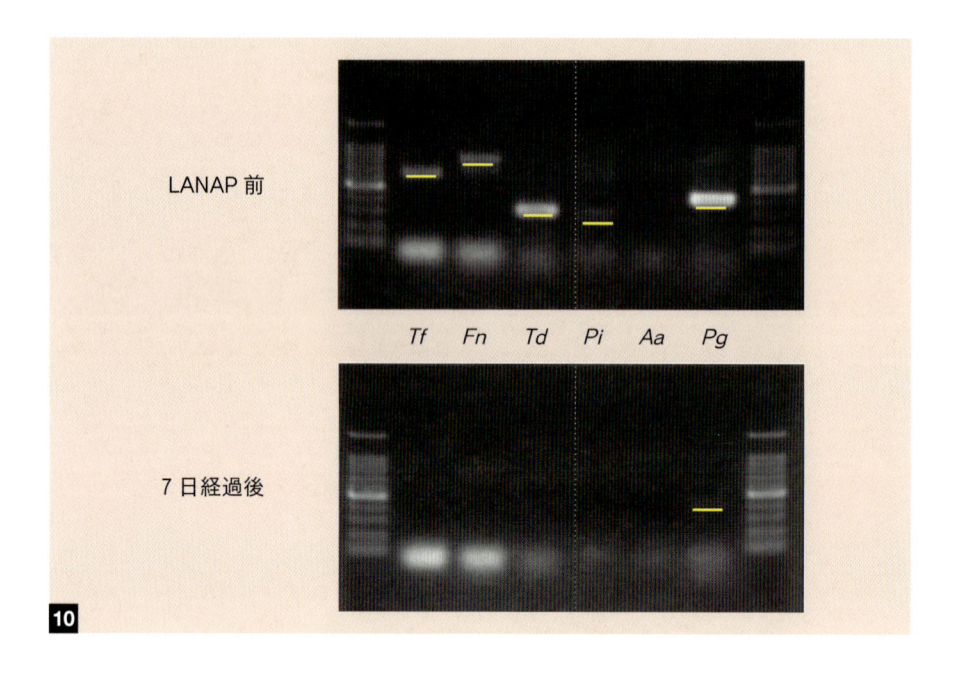

10 LANAP 術前後のポケット内細菌叢の変化.

テクニックの勘所と工夫

LANAP では、レーザーにより歯肉結合組織の切開、さらに歯周ポケット底に対して内斜切開を行う関係から、根面に対してのレーザーの影響を考慮する必要があった. そこで、今回、LANAP の処置を行うにあたり、あらかじめ Nd:YAG レーザーの照射条件の違いによる露出歯根面に対する影響と歯肉線維芽細胞に与える影響（細胞増殖、コラーゲン合成、MMP 発現）について検討を行った. その結果、露出歯根面に対する影響では、4.0W, 20pps, 200mJ の条件でファイバーが歯根面に対して 70°の角度で照射した場合、5 秒照射までは物理的な損傷が少ない

PART4 私の使いどころと
関連必須アイテム

ことがわかった(**11**)．さらに歯肉線維芽細胞に与える影響（細胞増殖，コラーゲン合成，MMP発現）では，細胞の増殖は，照射条件1秒，5秒，10秒それぞれ増加する傾向が認められた．

一方，コラーゲンの合成は，Ⅰ型，Ⅲ型コラーゲンの合成について検討を行った結果，1秒照射群のみ合成の顕著な増加が認められたが，5秒，10秒照射では減少が確認された．また，MMP発現は，1秒，5秒照射では顕著な変化は認められなかったが，10秒照射で著明な増加が確認された．

以上の結果から，LANAPの切開においては，一部位に5秒以上照射するのを避けながら行うのが望ましい．さらに，歯周ポケット内の炎症性の結合組織と縁下歯石の除去を行った後の血餅と露出結合組織に対するレーザーの照射においても素早く全体に照射を行うことが望まれる．

> **mini column**
> 「インパルス デンタルレーザー」導入後の**使い勝手**
> 　Nd:YAGレーザーは，組織表層でのエネルギーの吸収が少なく，水に対しても吸収性が低いため，エネルギーが組織深部にまで到達する特性がある．連続波での使用では，タンパク変性層が3〜4mmに達する場合もあり，このような連続波の使用は，おもに凝固・止血を目的とした使用には適しているといえる．
> 　一方，パルス波での使用は，連続波と比較して，同じ総照射エネルギー量で，周囲組織への熱的変性範囲が少なく切開などに適している．

11 LANAP術の概要．Nd:YAGレーザーの照射条件の違いによる露出歯根面に対する影響．

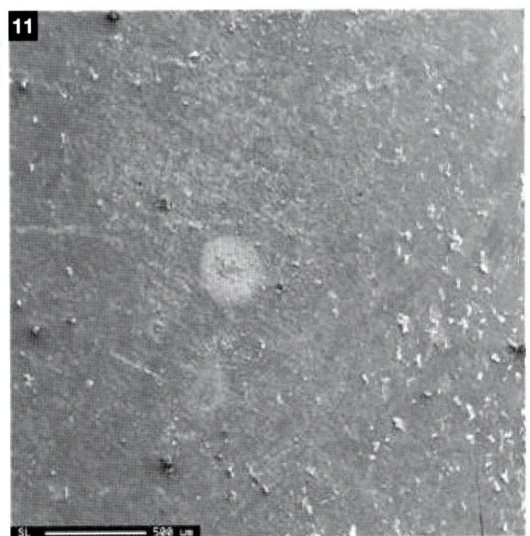

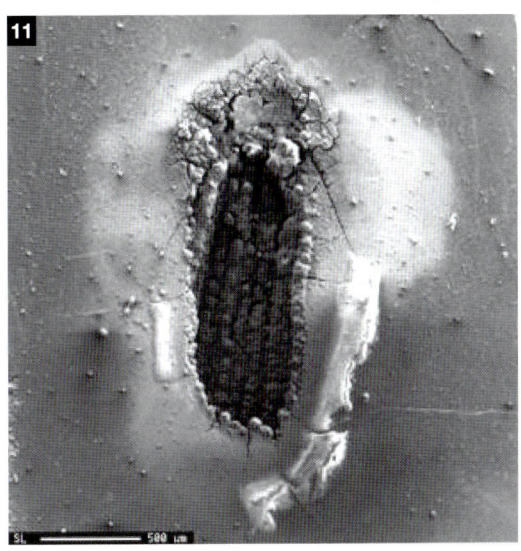

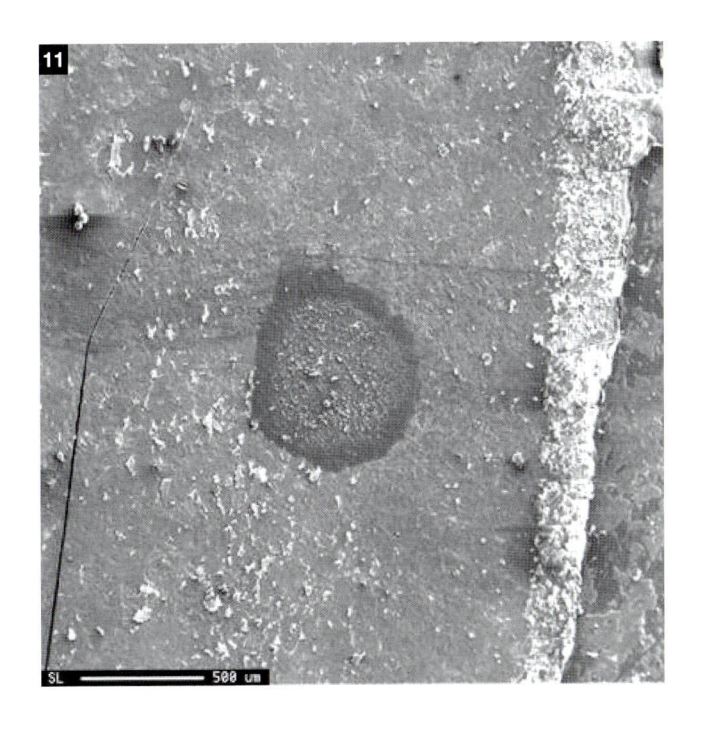

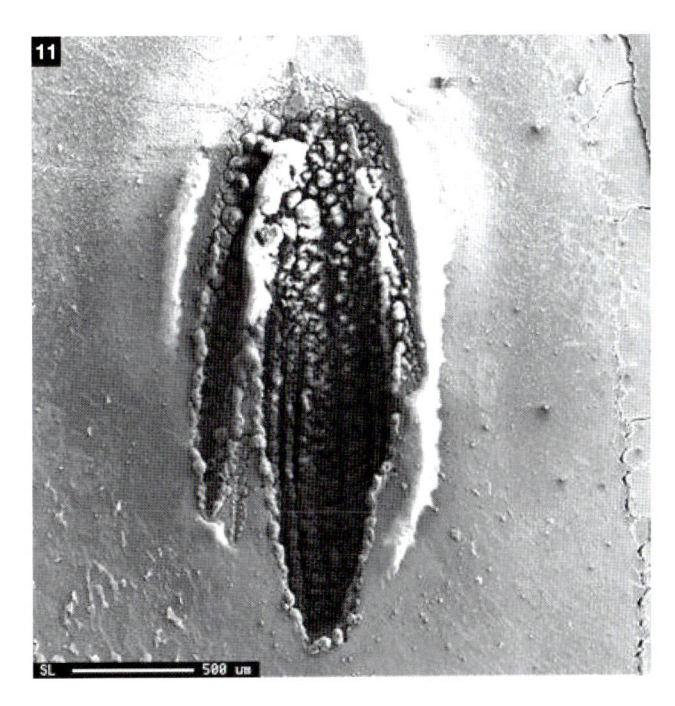

5秒照射　　　　　　　　　　　　10秒照射

「インパルス デンタルレーザー」による臨床報告

術後経過

　LANAPの処置後，暫間被覆冠を装着，歯周組織の創傷治癒の期間を経て再評価を行い，術後6か月で最終補綴物を装着している（12 13）．現在，3か月ごとのメインテナンス中である（7）．

　歯周領域におけるレーザー治療では，使用するレーザー光の波長，放出モード，出力，照射時間などを考慮し，それらのもつ特徴を理解したうえで，疾患の特異的な原因の除去や予防，また使用部位，範囲，さらには方法に関して，使用するレーザーのもつ利点と欠点とを理解することにより，治療効果を高めることが可能となる．

　今後，さらにNd:YAGレーザーの基礎的，臨床的データを検証しながら応用範囲の可能性について検討していきたいと考えている．

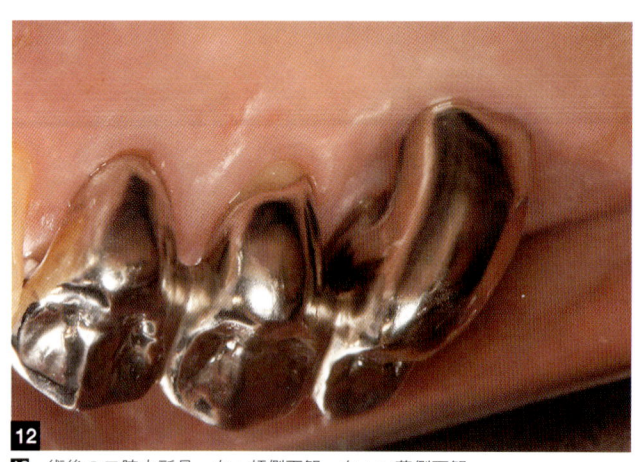

12 術後の口腔内所見．左：頬側面観，右：口蓋側面観．

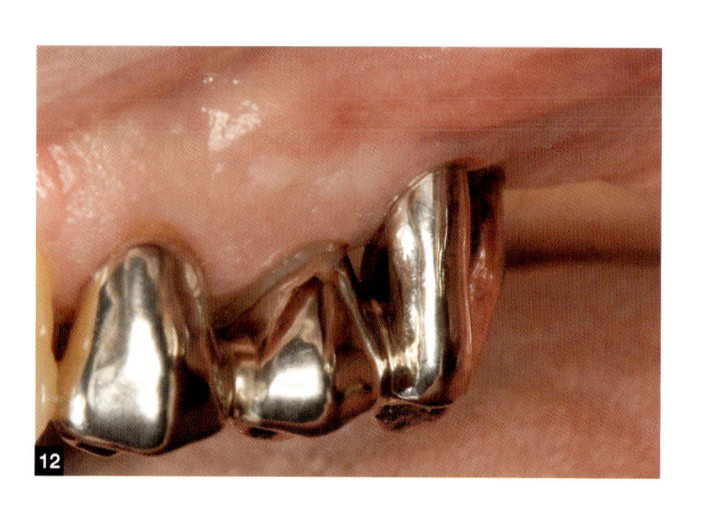

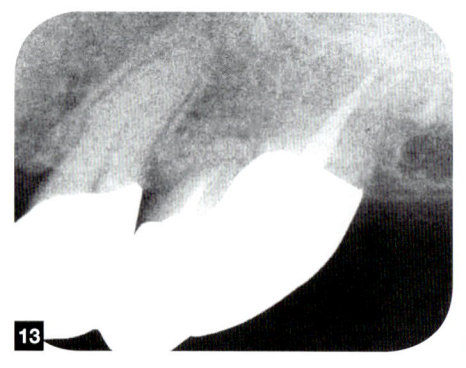

13 術後のエックス線写真像．

---

advice　これから購入する読者への
アドバイス

　Nd:YAGレーザーは，色素選択性により白色に反射し，黒色に吸収される性質を有している．口腔内の処置においても光吸収性色素を応用することで表層部に選択的にレーザーのエネルギーを吸収させ，浸透量を最小限に抑制させることが可能となる．また，歯周治療への応用では，歯周炎の炎症層へのアプローチ，ならびに汚染歯根面への応用において，つねにファイバーを動かすことにより熱の吸収と蓄積を予防することが大切である．

最新歯科用レーザー機器の概要とその適応症がひと目でわかる！

別冊 the Quintessence

最新歯科用レーザー
その特長と応用

Catalogue & Technique

　これからレーザー治療を取り入れようとしているおもに一般臨床家に対して、メーカーからの情報提供とすでに使用中の先生からの臨床例の発表を網羅した1冊。現在発売中のレーザー各機器の全貌がつかめるような別冊を実現しています。とくに、各メーカーの最新鋭機器について、メーカーのインストラクター等を務める著者陣が、その機器の概要から適応症の選択、手技の実際までをケースプレゼンテーションしており、この1冊があれば、すぐに臨床応用できるようになっている。編集委員はこの領域で臨床家に人気のある津田忠政氏。

協賛メーカー＆著者

(有)ウェイブレングス（中島京樹）
長田電機工業㈱（西山俊夫／石丸和俊 他）
㈱松風（永井茂之）
㈱デニックス・インターナショナル（行田克則 他）
パナソニックデンタル㈱（横手優介／増崎雅一 他）
HOYAフォトニクス㈱（永井茂之）
㈱モリタ（山本敦彦）
㈱ヨシダ（日髙豊彦）

●サイズ：A4判変型　●128ページ　●定価：4,410円（本体4,200円・税5％）

クインテッセンス出版株式会社
〒113-0033　東京都文京区本郷3丁目2番6号　クイントハウスビル
TEL. 03-5842-2272（営業）　FAX. 03-5800-7592　http://www.quint-j.co.jp/　e-mail mb@quint-j.co.jp

「Periowave」による臨床報告

患者満足度が証す最先端の歯周治療法

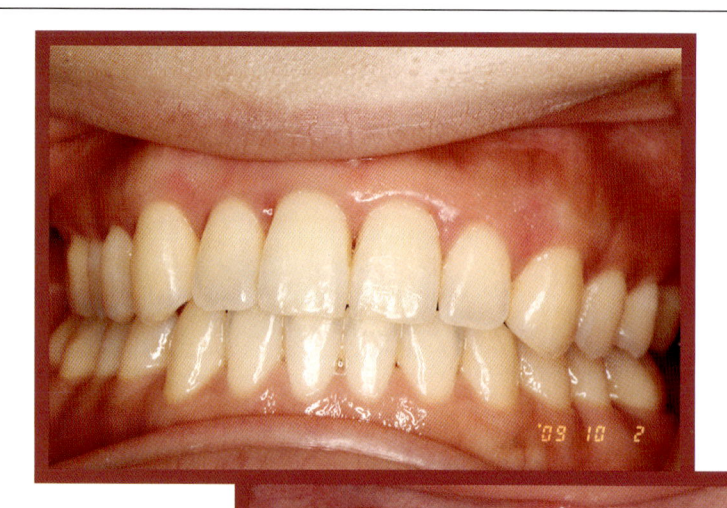

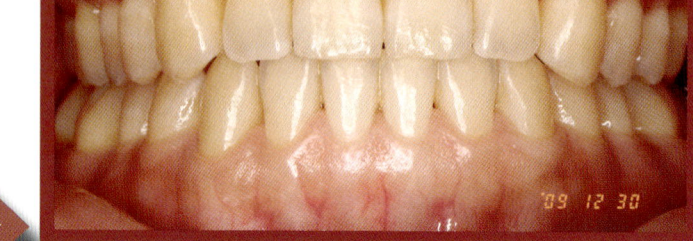

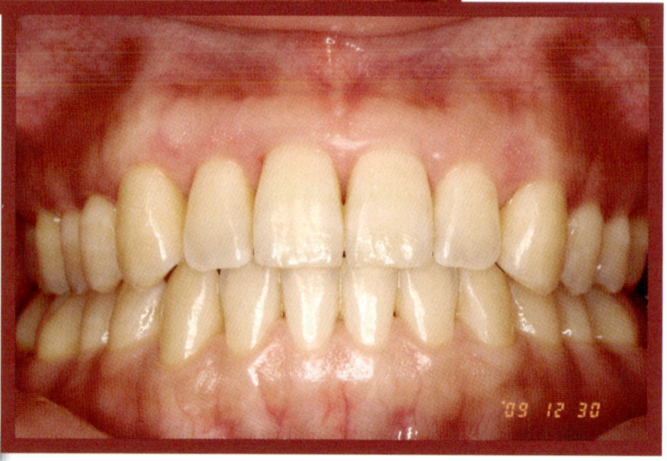

summary

高度な非熱光と光活性剤を併用した病原体に特異的に抗菌性を示す『Periowave』システム．

吉田直人

宮城県開業　東邦歯科診療所
連絡先：〒980-0804　宮城県仙台市青葉区大町1-1-18

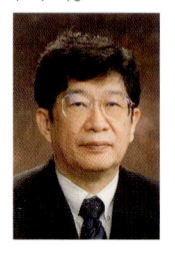

巻頭アトラス18pで紹介

開業　1973年
専門分野　歯内療法，補綴治療，歯周治療
レーザーを導入しようとしたきっかけは？
　Minimal Interventionの概念と治療の効率化に有効であると考えたから．またクライアントのクオリティを高める目的で．

現在の主なレーザー利用分野は？
　予防から外科に至るまで，すべての治療に活用しており，歯科における応用範囲はますます拡大している．
資金はどうされました？
　リースとローン．

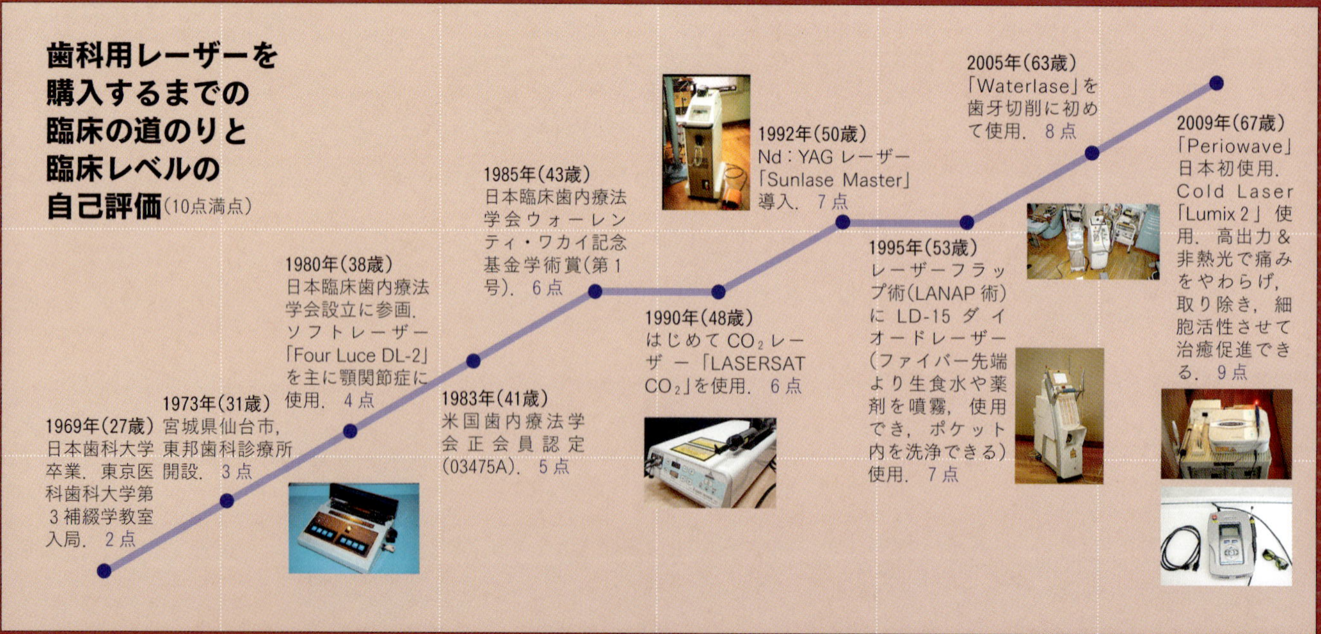

歯科用レーザーを購入するまでの臨床の道のりと臨床レベルの自己評価（10点満点）

1969年（27歳）日本歯科大学卒業．東京医科歯科大学第3補綴学教室入局．2点

1973年（31歳）宮城県仙台市，東邦歯科診療所開設．3点

1980年（38歳）日本臨床歯内療法学会設立に参画．ソフトレーザー「Four Luce DL-2」を主に顎関節症に使用．4点

1983年（41歳）米国歯内療法学会正会員認定（03475A）．5点

1985年（43歳）日本臨床歯内療法学会ウォーレンティ・ワカイ記念基金学術賞（第1号）．6点

1990年（48歳）はじめてCO₂レーザー「LASERSAT CO₂」を使用．6点

1992年（50歳）Nd:YAGレーザー「Sunlase Master」導入．7点

1995年（53歳）レーザーフラップ術（LANAP術）にLD-15ダイオードレーザー（ファイバー先端より生食水や薬剤を噴霧，使用でき，ポケット内を洗浄できる）使用．7点

2005年（63歳）「Waterlase」を歯牙切削に初めて使用．8点

2009年（67歳）「Periowave」日本初使用．Cold Laser「Lumix 2」使用．高出力＆非熱光で痛みをやわらげ，取り除き，細胞活性させて治癒促進できる．9点

76

PART4 私の使いどころと関連必須アイテム

この症例の概要

患者は35歳，女性で，一見，健康そうにみえる歯肉であるが，下顎前歯部を除いて，全顎にわたってポケット値が4～9mmあり，プロービング時に出血が認められた．3+3はgravis型，7-4|4-7，7-4|4-7はcomplicata型であった．初期治療を終了した時点でも，ポケット内炎症は持続していた全顎PDTのケースである（**1**～**3**）．パノラマエックス線写真からは3+3では歯根長1/3以上の支持組織の水平的な喪失が認められ，7-4|4-7，7-4|4-7では歯間部の骨クレーター，骨縁下ポケットおよび根分岐部病変が認められる（**4**）．上顎左右側臼歯部のポケットは6～9mm，下顎左右側臼歯部のポケットは5～9mmであった（**5**～**10**）．

PDT治療約1か月後では，すでに歯肉の色と歯間乳頭の変化が現れた（**11**）．

> **mini column**
>
> **「Periowave」選択の理由**
>
> 光殺菌治療の基礎となる原理は，歯周疾患を進行させる細菌を除去することである．多くの症例から，根面のデブライドメントとPDTを併用した治療により，外科的治療や侵襲性のある処置の必要性が減少した．また，PDTは，とくに歯周組織再生療法のような歯周外科治療において，根分岐部のようなインスツルメントが届かない部位の殺菌に有効である．臨床特性として，二重の抗菌作用，非熱光，非抗菌物質，迅速かつ簡便な操作性，無痛で処置ができる等があげられる．

経過

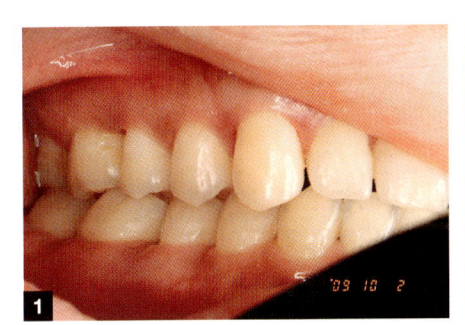

1 初期治療後の右側歯肉面観．

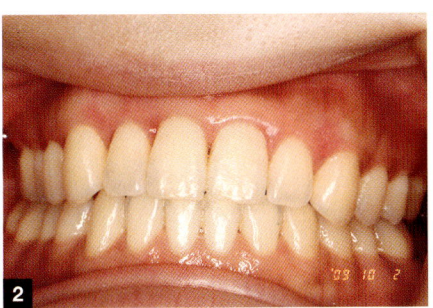

2 初期治療後の正面歯肉面観．

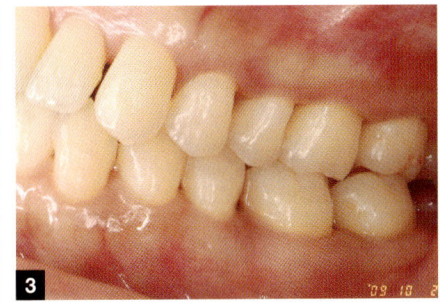

3 初期治療後の左側歯肉面観．

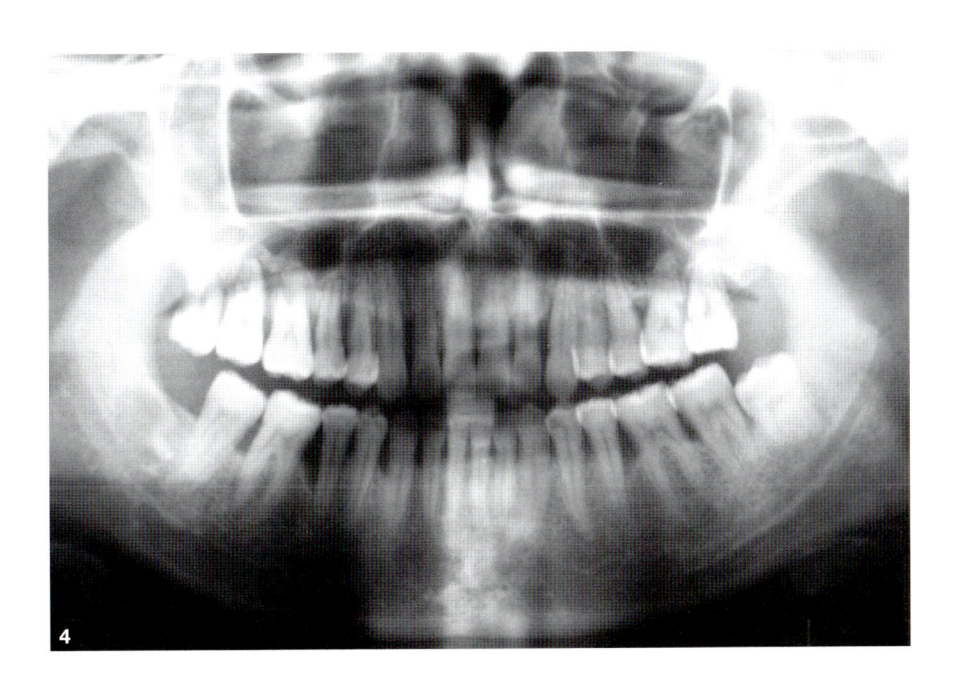

4 初期治療後のパノラマエックス線写真．

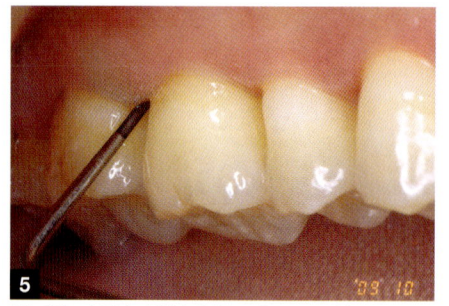

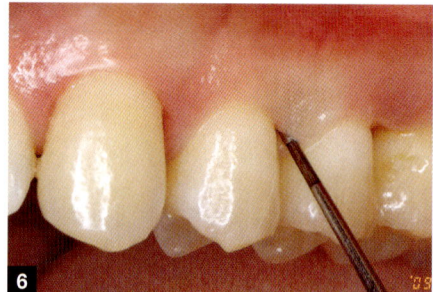

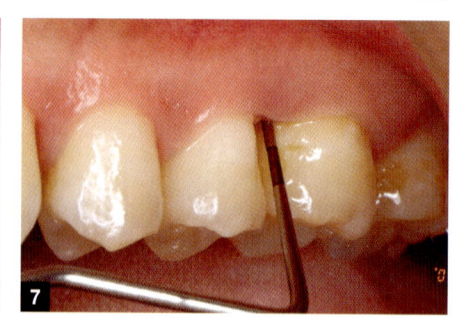

「Periowave」による臨床報告

5〜7 上顎左右側臼歯部のポケット測定：6〜9mm.

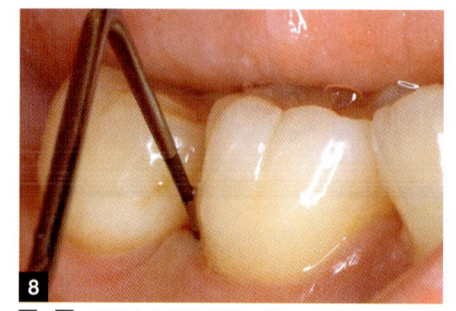

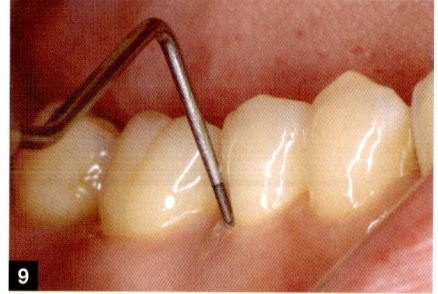

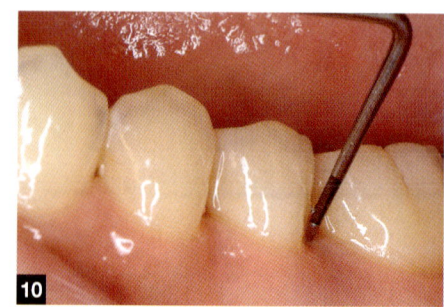

8〜10 下顎左右側臼歯部のポケット測定：5〜9mm.

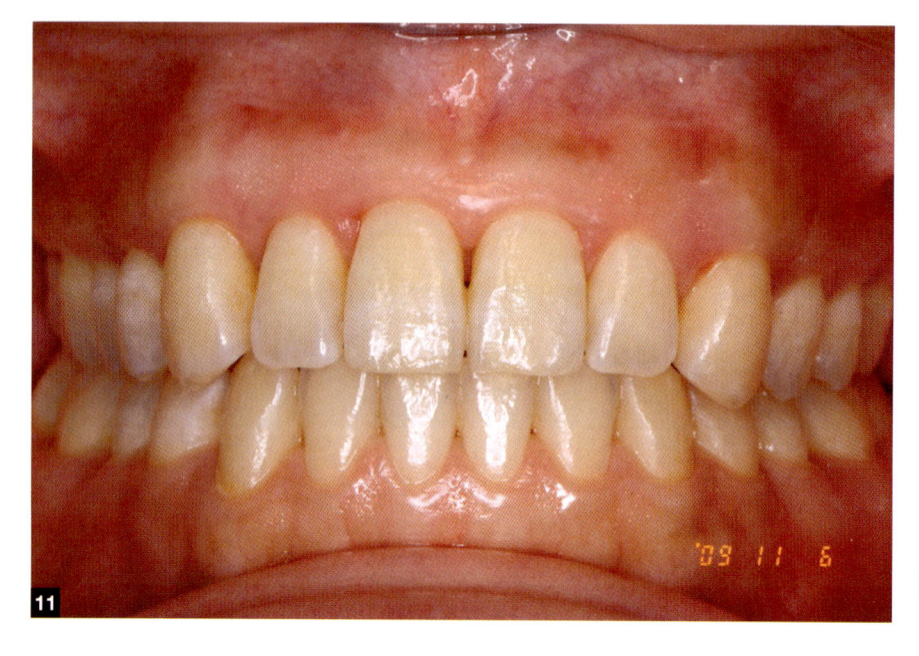

11 PDT治療後1か月の口腔内正面観．すでに歯肉の色と歯間乳頭の変化が現れている．

テクニックの勘所と工夫

　「Periowave」によるPDT治療の術前，術後には，必ず超音波スケーラーを使って，術前には歯周ポケット内のデブライドメントを，術後には光照射による破壊された細菌および毒素をirrigate（洗浄）する（**12**）．
　また，洗浄は「Periowave」の光活性

mini column
「Periowave」導入後の使い勝手

　従来の高出力レーザーは熱をともなうため，患者に苦痛を与えることがあったが，本機は非熱光であるため，患者は安心して受診できる．また，術者にとってもストレスが少ない．患者からは，①歯ぐきが引き締まった，②口臭がなくなった，③不思議な感じがした，④抗生物質を飲まなくてもよくなった，⑤唾液がネバネバした感じからサラサラした感じがする，⑥歯ぐきがピンク色になった，⑦歯ぐきから出血しなくなった，⑧いつも歯ぐきが熱っぽく感じたが，すっきりした，⑨歯みがき後の歯のツルツルが長く続く気がした，⑩歯ぐきが引き締まったせいか，歯がしみる等の声があった．

PART4 私の使いどころと関連必須アイテム

剤「Biogel」にて歯周ポケット内を洗浄する(13 14).「Periowave」の光活性剤「Biogel」は有害な細菌に付着する.

さらに光照射において, 光エネルギーを60秒間照射することにより, 有害な細菌が除去され, ビルレンスファクターは減少する(15).

術中

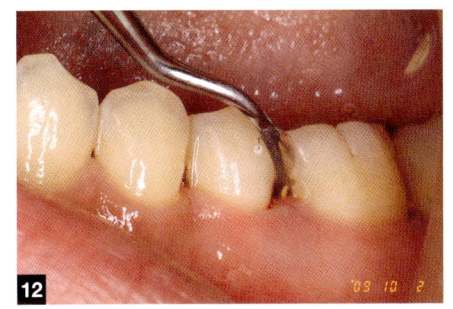

12 PDT治療の術前には, 必ず超音波スケーラーを使って歯周ポケット内のデブライドメントを行う.

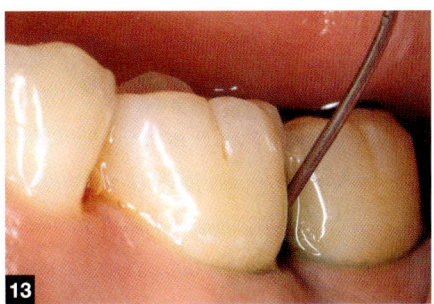

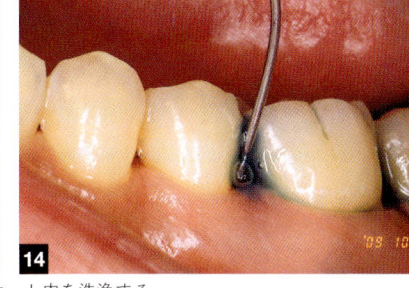

13 14 「Periowave」の光活性剤「Biogel」にて歯周ポケット内を洗浄する.

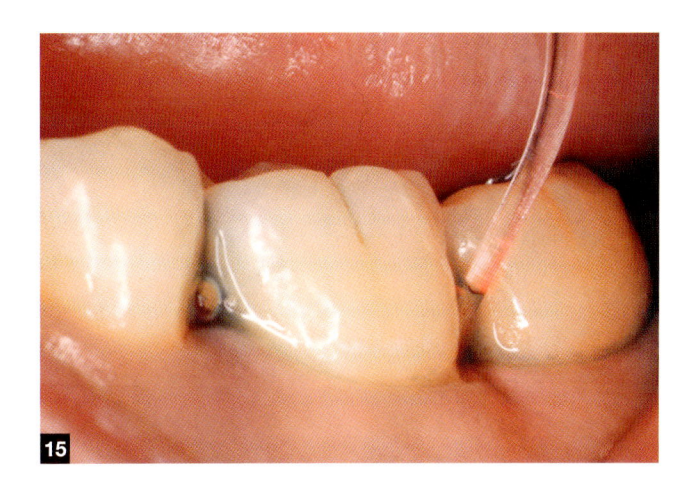

15 光エネルギーを60秒間照射することにより, 有害な細菌が除去され, ビルレンスファクターは減少する.

術後経過

PDT治療約3か月後では, 歯肉色はピンク色に, 歯間乳頭は炎症性の浮腫が消退している(16〜24).

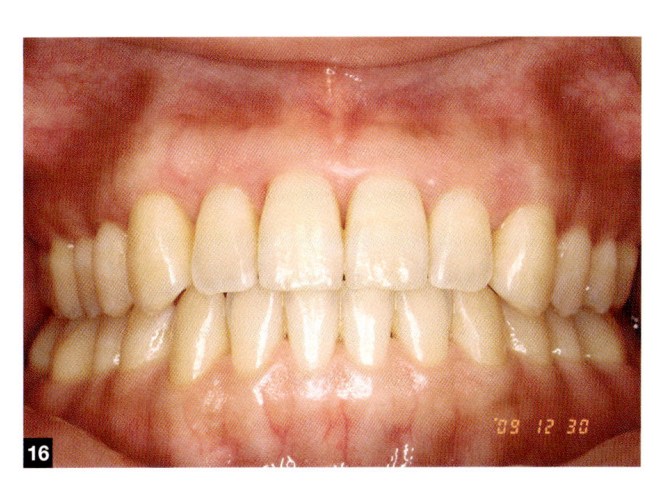

16 PDT治療後約3か月の口腔内正面観.

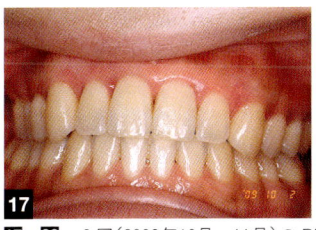

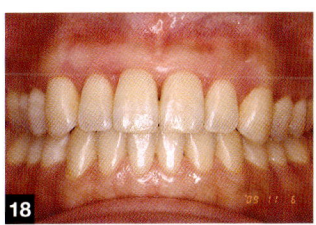

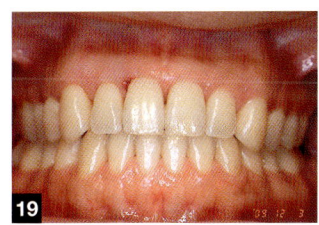

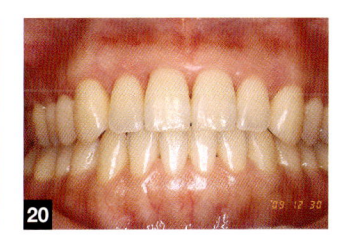

17〜20 2回(2009年10月, 11月)のPDT治療後, 2009年12月までの前歯部歯肉の経時的変化.

79

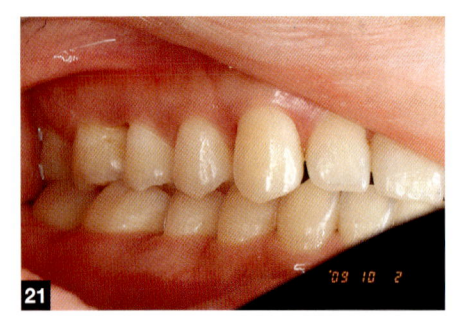

「Periowave」による臨床報告

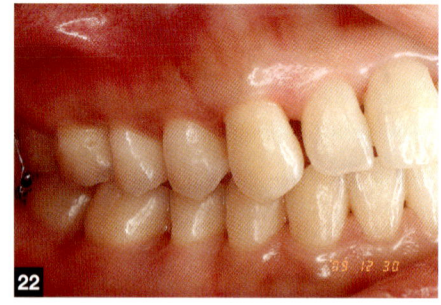

21 22 PDT治療術前と術後3か月の右側面観.

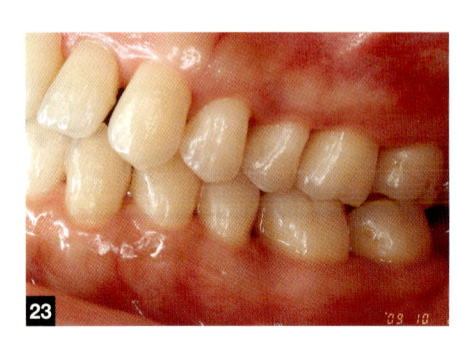

23 24 PDT治療術前と術後3か月の左側面観.

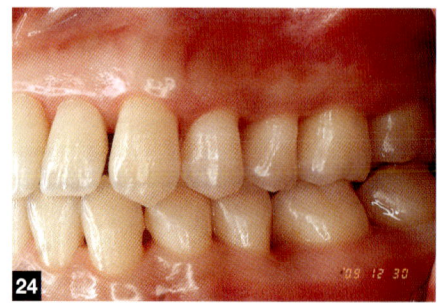

advice これから購入する読者への アドバイス

　以下の症例に最適である．①急発したケースのデブライドメントとの併用（抗菌薬の代わりとして使用），②BOP（Bleeding On Probing）が存在するケースのデブライドメントとの併用，③再発しやすい歯周炎，④メインテナンスが困難なケース，⑤外科的歯周組織再生療法における根面と根分岐部の殺菌，⑥垂直性骨欠損を有するⅡ度からⅢ度の根分岐部病変の殺菌，⑦インプラント周囲炎の治療，⑧歯周治療にともなう菌血症の防止，⑨歯内療法における感染根管内細菌の殺菌．

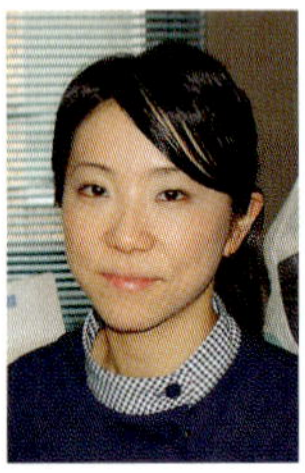

スタッフからひとこと！

及川絵美子さん（歯科衛生士）

　長年歯周疾患の治療にレーザーを使用してきましたが，無麻酔での処置では，痛みを訴える患者さんが多々ありました．でも，この「Periowave」は，レーザー特有の熱による痛みがほとんどなく，患者さんにもとても好評です．まずは，患者さん自身が「Periowave」をやってよかったと実感していただけていることが結果ではないでしょうか．
　今後，この「Periowave」を歯周治療（とくに歯周病を専門に治療している先生方）にどんどん使用していただき，患者さんにも満足していただければ幸いです．

今回使用した器材 recommended

「Periowave」光活性剤
Biogel

問合先：（有）ウェイブレングス
Tel.03-5439-4919

　Ondine Biopharma社は過去5年間で6億もの研究開発費用を投じてその成果を発表し，世界の研究者たちからも証明する論文が多数出ており，信頼性と効果は世界で証明済み．日本でもすでに認可を取得し，（有）ウェイブレングスから発売されている．

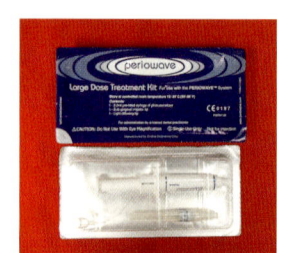

レーザーの原理から臨床、その可能性を理解するには最適な一冊!!

Leo J. Miserendino / Robert M.Pick / 津田　忠政　監著

津田　忠政　監訳

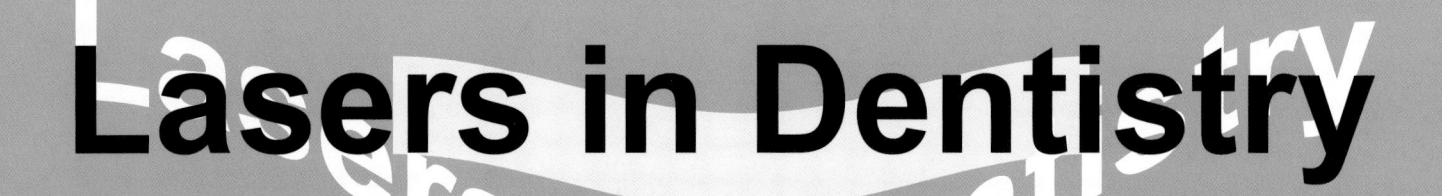

Lasers in Dentistry

PART I　レーザー歯科学の科学的基盤
第1章　レーザー歯科学の歴史と発展
第2章　レーザー物理学
第3章　生体組織とレーザーの相互作用
第4章　歯の硬組織に対するレーザーの作用
第5章　歯髄に対するレーザー作用

PART II　歯科におけるレーザーについての実践的考察
第6章　歯科診療におけるレーザーの安全性
第7章　外科技法

PART III　歯科用レーザーを用いた臨床応用の潮流
第8章　アルゴンレーザーの臨床応用
第9章　CO_2レーザーの臨床応用
第10章　口腔硬組織と軟組織に対するEr：YAGレーザーの作用
第11章　半導体レーザーの臨床
第12章　エキシマレーザーの臨床と調査研究
第13章　Nd：YAGレーザーの臨床応用
第14章　Er, Cr：YSGGレーザーの臨床
第15章　生体刺激と光力学療法

●サイズ：A4判変型　●208ページ　●定価：11,550円（本体11,000円・税5％）

クインテッセンス出版株式会社
〒113-0033　東京都文京区本郷3丁目2番6号　クイントハウスビル
TEL. 03-5842-2272（営業）　FAX. 03-5800-7592　http://www.quint-j.co.jp/　e-mail mb@quint-j.co.jp

「ピエゾーサージェリー®」による臨床報告

ピエゾーサージェリー®による精度の高いディストラクション

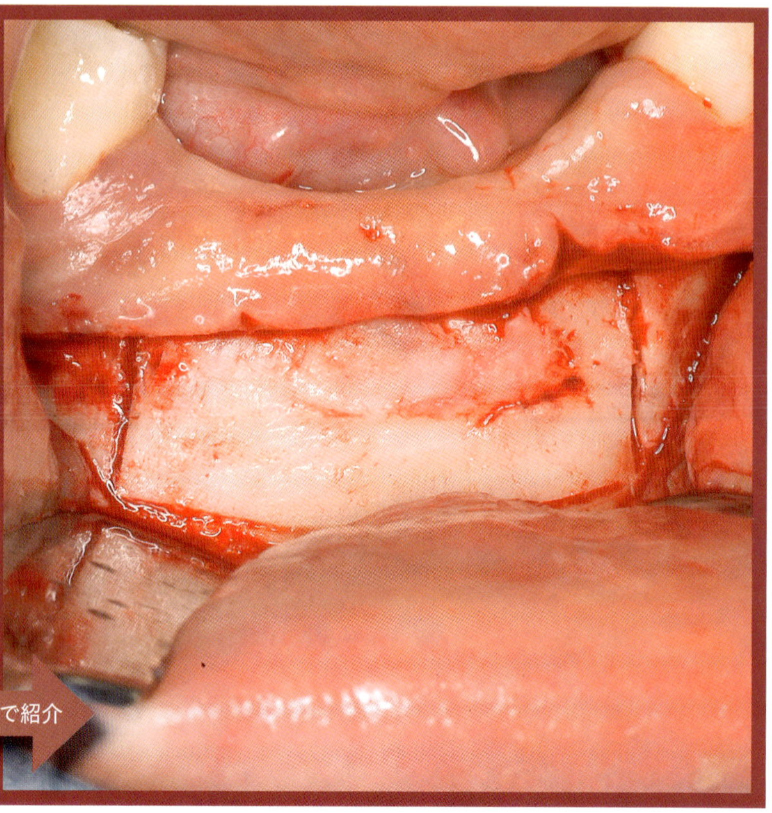

summary

ピエゾーサージェリー®の特徴は、精密な骨切りができること、軟組織を傷つけにくいこと、そしてキャビテーション効果により出血が少ないことである.

白鳥清人

静岡県開業　白鳥歯科インプラントセンター
連絡先：〒411-0903 静岡県駿東郡清水町堂庭195-7

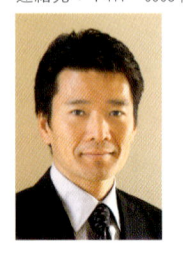

巻頭アトラス20pで紹介

開業　1988年
専門分野　インプラント外科，補綴，審美補綴，歯列矯正．
ピエゾーサージェリー®を導入しようとしたきっかけは？
　Dr. Peter K Moyのオフィスでレイマスの自家骨採取を学び，臨床応用を考えていたとき，タイミングよくピエゾーサージェリー®の存在を知ったため．

現在の主なピエゾーサージェリー®利用分野は？
　自家骨採取，ベニアグラフト，サイナスフロアエレベーション，スプリットクレスト，繊細なインプラント床形成，歯周外科，難抜歯など．
資金はどうされました？
　自己資金による．

ピエゾーサージェリーを導入するまでの臨床の道のりと臨床レベルの自己評価（10点満点）

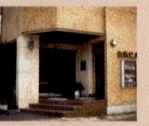

1985年（24歳） 東京歯科大学卒業．2点

1988年（27歳） Dr. Beachに師事．白鳥歯科医院を静岡県富士市にて開業．4点

1992年（31歳） インプラントの研修を受け臨床に導入．非審美領域の既存骨の状態のよい部位のみにインプラントを埋入．5点

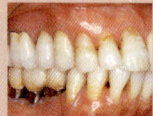

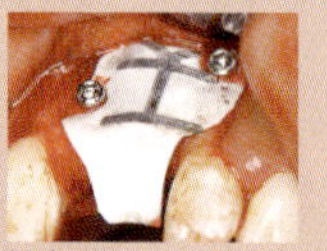

1997年（36歳） GBRを学び臨床応用．骨欠損部，審美領域においてもインプラントを応用．6点

2002年（41歳） チタンメッシュによるGBRに移行．感染のリスクは少なくなったが，二次手術の外科侵襲が大きくなること，術後の組織の収縮が読めないことが欠点であった．6点

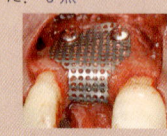

2004年（43歳） ピエゾーサージェリー®の導入と同時に自家骨移植を多用するようになった．審美領域，顎堤の細いケース，上顎洞に近い上顎臼歯部へのアプローチが変わってきた．7点

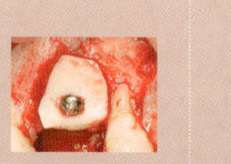

2005年（44歳） Dr. Moyを白鳥歯科インプラントセンターにお招きしてライブオペコース開催．All-on-4とディストラクションのライブオペ．7点

2007年（46歳） インプラテックスのインプラントサミットにてピエゾーサージェリー®の講演．7.5点

2008年（47歳） EAO参加．ピエゾーサージェリー®とCT，サージガイド，CAD/CAMが注目されていた．8点

2009年（48歳） ピエゾーサージェリー®の開発者 Dr. Vercellottiとインプラントサミットで講演．8点

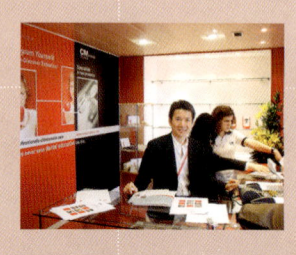

82

PART4 私の使いどころと関連必須アイテム

この症例の概要

患者は1990年2月10日生まれ，女性．2005年11月4日，交通事故により下顔面を受傷．形成外科を退院後，当インプラントセンターを2006年3月14日に受診．上顎骨，下顎歯槽突起骨折，|1，321|脱臼，|4頬側転位，|1外傷性歯髄壊死，|1歯冠破折．咬合状態は悪く，左側中切歯部の欠損部は，近遠心的に幅が不足していた．また下顎骨は垂直的に欠損しており，硬組織の不足はディストラクションにより再生して，矯正治療にて咬合状態を改善した．

> **mini column**
> **「ピエゾーサージェリー®」選択の理由**
>
> 以前から自家骨が移植材料のゴールドスタンダードであるといわれていたが，外科的侵襲が大きく，形態の付与が難しいなどの欠点があった．しかしボーンソーやフィッシャーバーを使用した場合と比べ，はるかに組織の損傷，切開の大きさ，および出血が少ないピエゾーサージェリー®を使用することで，これらの欠点は軽減された．また非常に精密な骨切りが可能であることから，自家骨移植が他のGBRに比べて筆者の臨床では優位になってきた．

術前

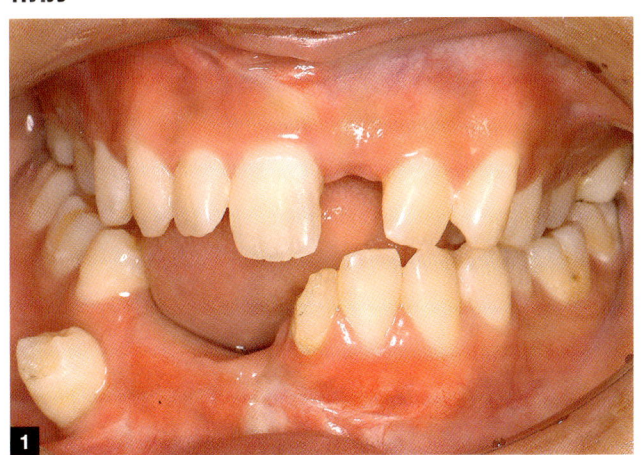

1 初診時の口腔内正面観．

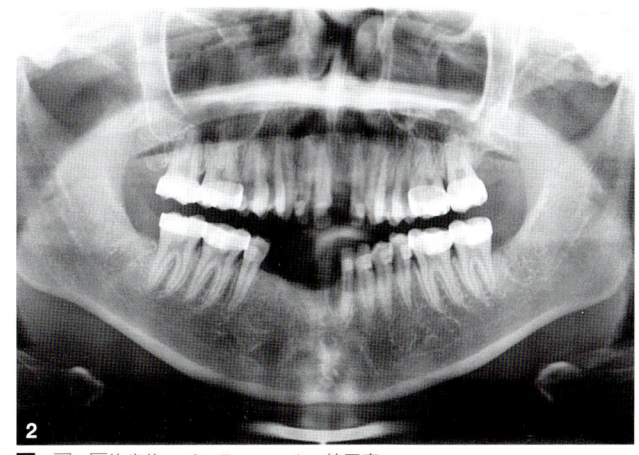

2 4|，|1抜歯後のパノラマエックス線写真．

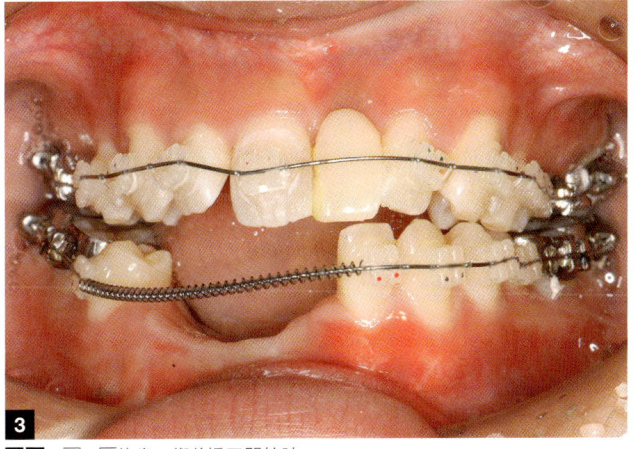

3 4 4|，|1抜歯，術前矯正開始時．

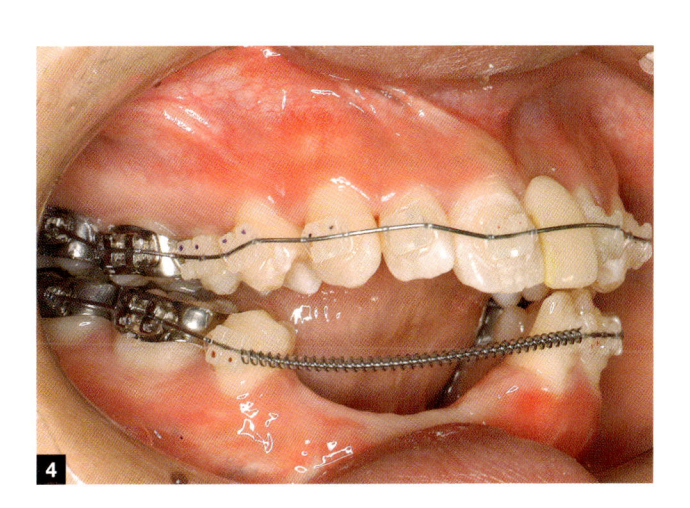

83

「ピエゾーサージェリー®」による臨床報告

テクニックの勘所と工夫

　歯槽骨延長装置の1つであるLEAD SYSTEMは，装置が簡便で感染のリスクが少ない．しかし，方向のコントロールが難しく，またブロック状に骨切りされた骨片が動くことから腐骨にならないような注意が必要である．そのためには，正確な骨切りと最小限の骨切り幅が重要である．本症例では，光造形モデル上で十分な検討を行い，手術のシミュレーション後に実際の手術に臨んだ．

> **mini column**
> 「ピエゾーサージェリー®」導入後の**使い勝手**
> 　最初は骨の切削効率が悪いと感じるかもしれない．骨切削効率は骨へのチップの当て方によって大きく変わる．圧力が強すぎても，弱すぎても切削効率は悪く，もっとも切削効率がよい圧力の感覚をつかむと急に骨切り速度は早くなり，従来の機器を超える．

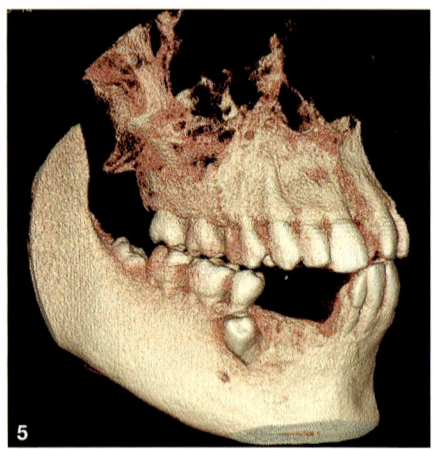

5 当院初診時の三次元画像．下顎骨は2〜7mmほど垂直的に吸収．

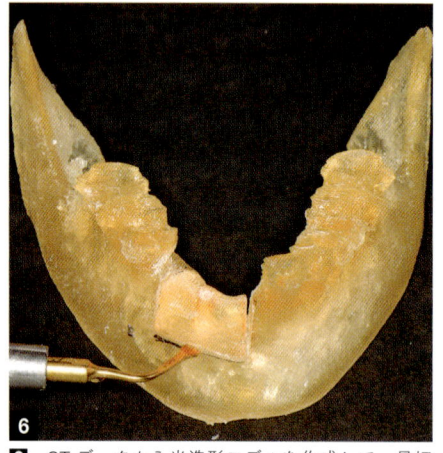

6 CTデータから光造形モデルを作成して，骨切りのデザインを行い手術のシミュレーションを行った．

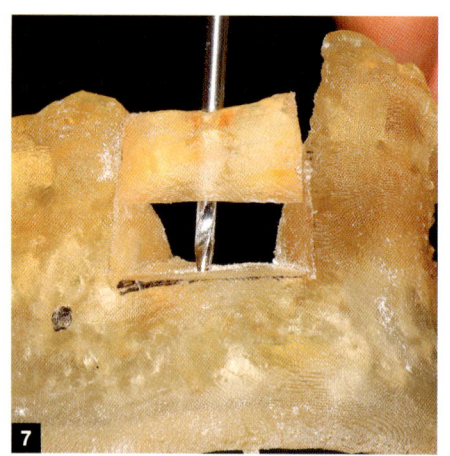

7 骨片の移動方向を確認して，ディストラクションの装置の挿入方向を決定する．

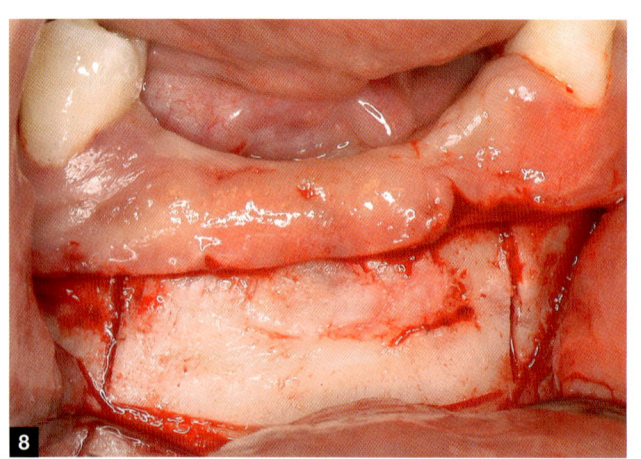

8 光造形モデルを参考にしながら，ていねいに骨切りをしていく．ピエゾのチップはOT7S-3を使用．チップの厚さは，0.35mmである．

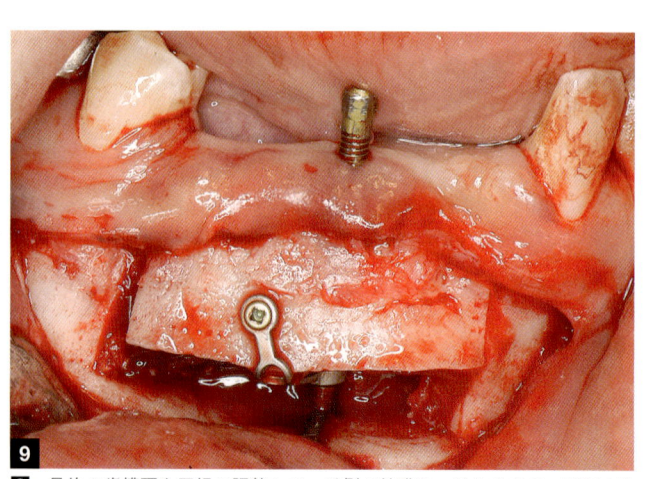

9 骨片の歯槽頂を平坦に調整して，舌側の粘膜をつけたままで，所定の位置に骨が移動することを確認．この後，骨片を元の位置に戻して縫合．

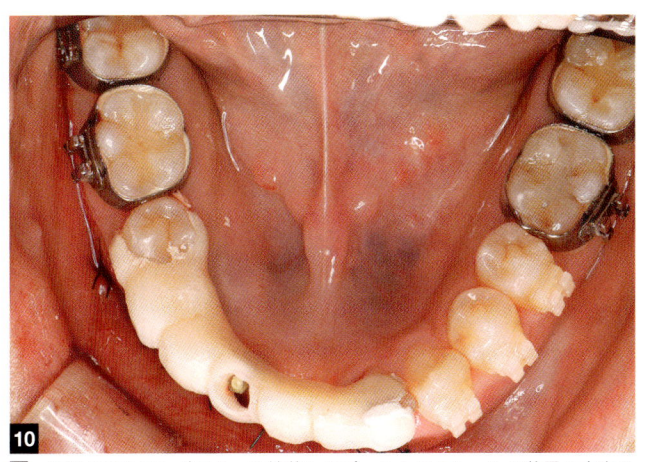

PART4 私の使いどころと
関連必須アイテム

10 前後の歯にテンポラリーを接着してディストラクションの装置の方向を規定．2週間の治癒期間後，1日0.4mmずつ2週間移動した．

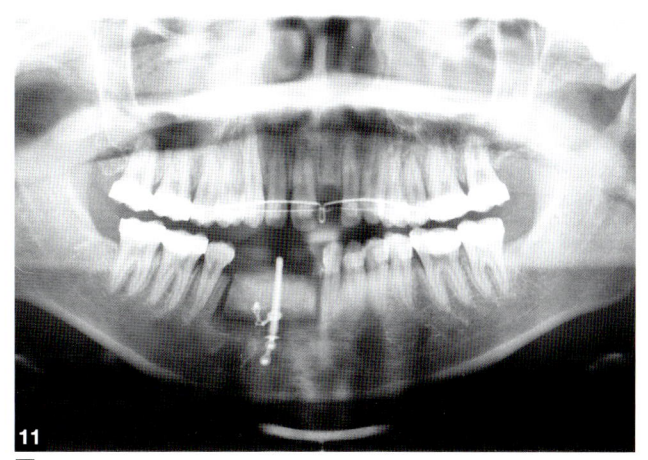

11 骨片移動2週後のパノラマエックス線写真．ほぼ理想的なところまで骨片は移動された．

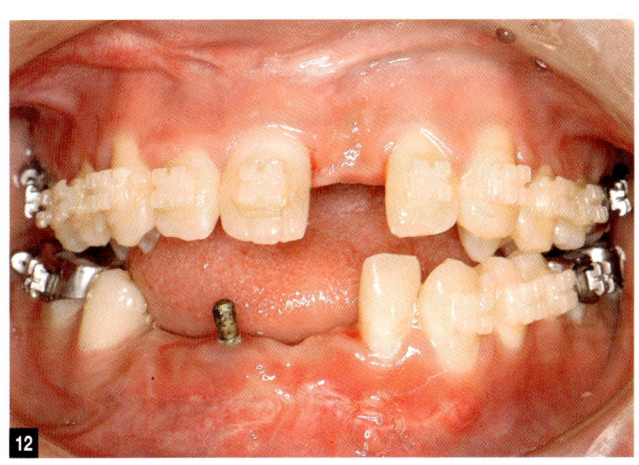

12 2週間の治癒期間，2週間の骨片移動，4か月の固定後の口腔内写真．

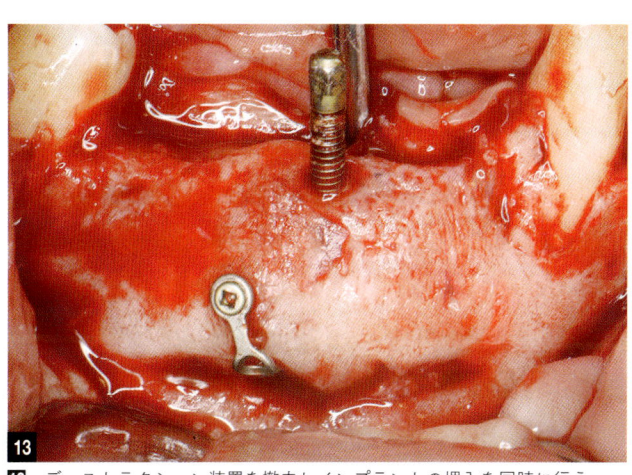

13 ディストラクション装置を撤去しインプラントの埋入を同時に行う．

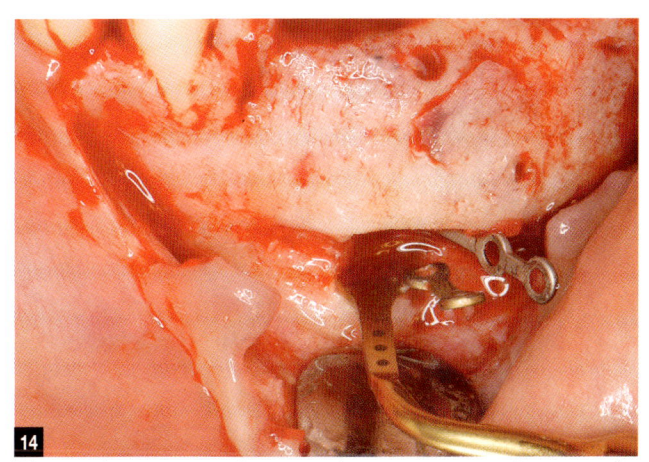

14 ピエゾーサージェリー®を用いてディストラクションを撤去．チップはOT7を使用．

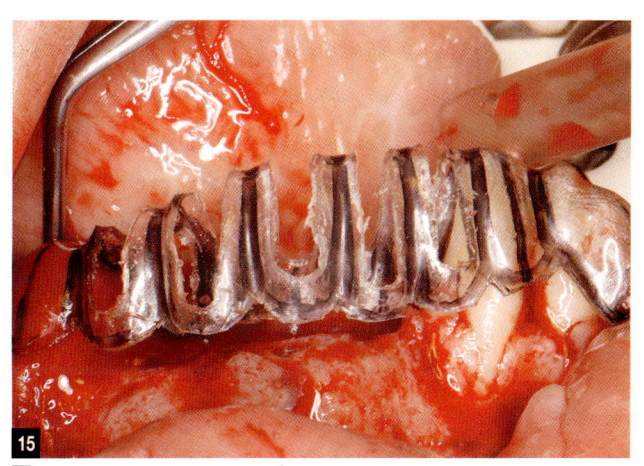

15 サージガイドを用いてインプラントを埋入．

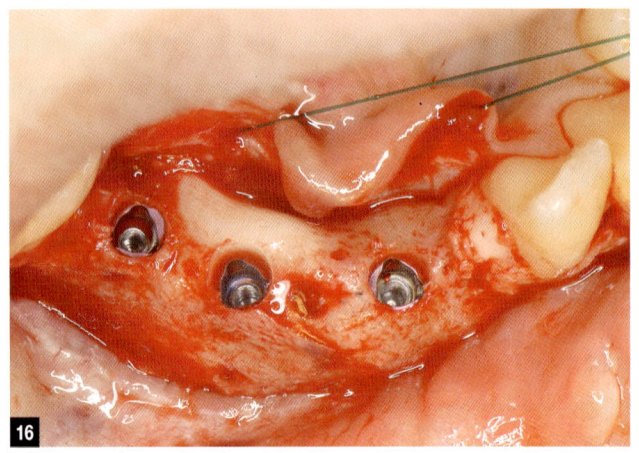

「ピエゾーサージェリー®」による臨床報告

16 17 インプラント埋入後の咬合面観およびパノラマエックス線写真.

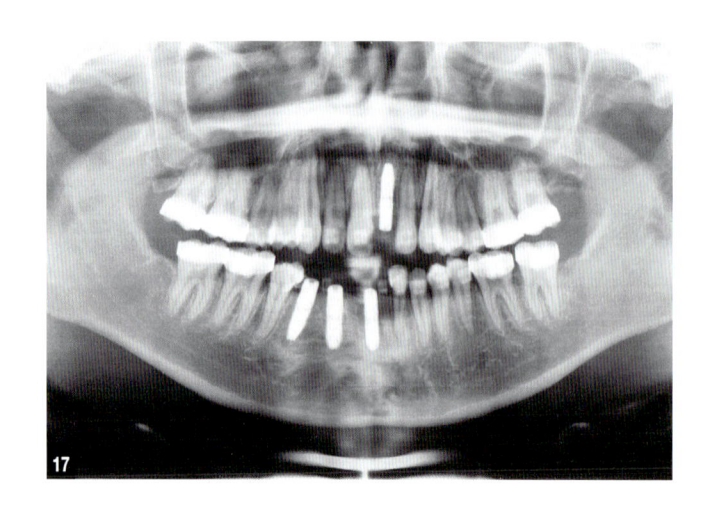

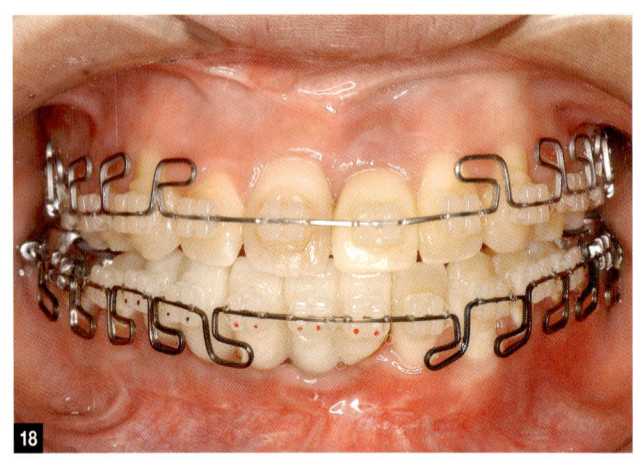

18 インプラント支持のテンポラリークラウンも矯正アンカーとして使用し, 咬合状態の最終調整を行った.

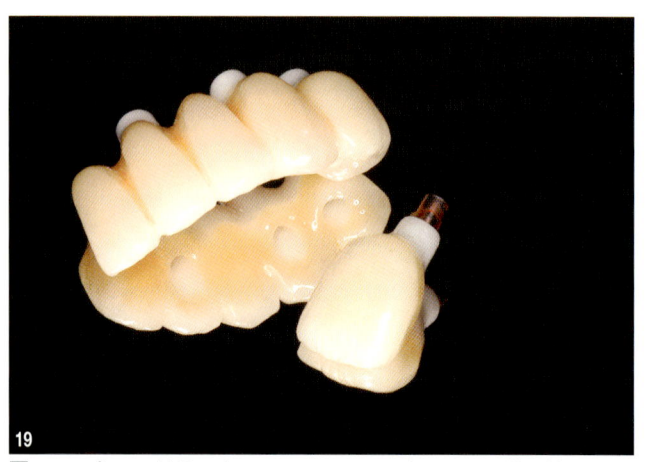

19 インプラント補綴. ジルコニアフレームにポーセレンを焼き付けてスクリュー固定とした.

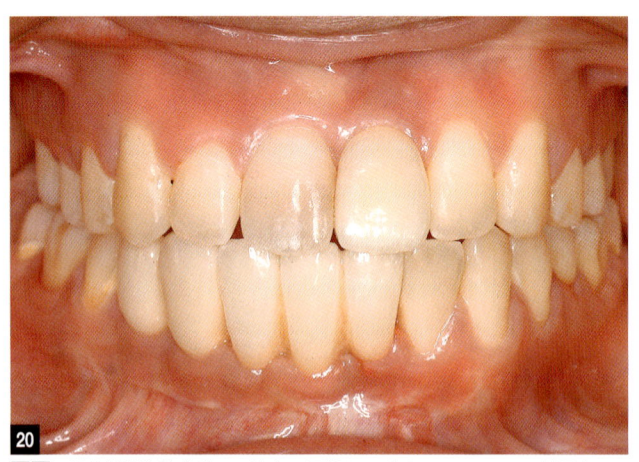

20 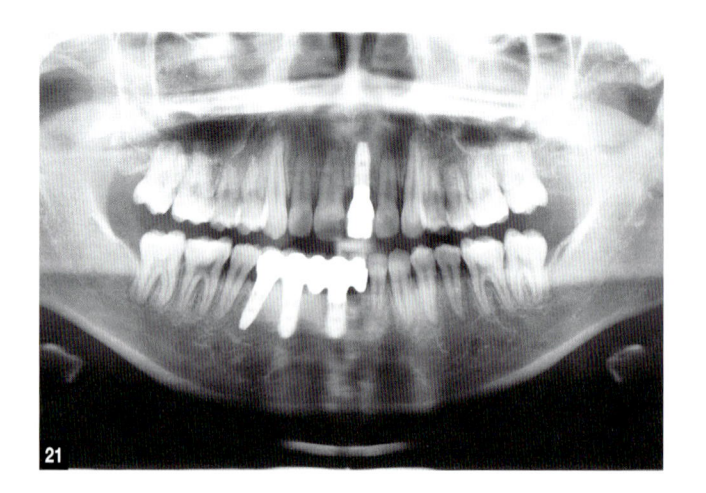 21 最終補綴物装着時の口腔内正面観およびパノラマエックス線写真.

PART4 私の使いどころと
関連必須アイテム

術後経過

　2週間の骨延長後，4週間の固定期間をおいてインプラント埋入を行った．骨切りされた骨片の吸収は非常に少なく，骨延長された部位には新生骨が観察された．ディストラクションを行ってから3年を経過するが，歯槽骨の吸収はなく口腔内の状態は安定している．

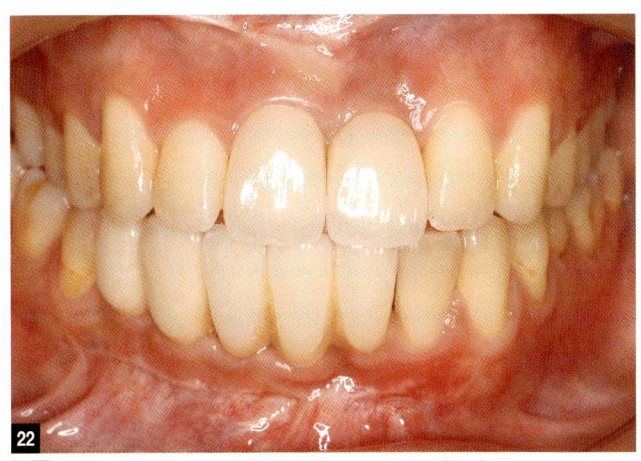

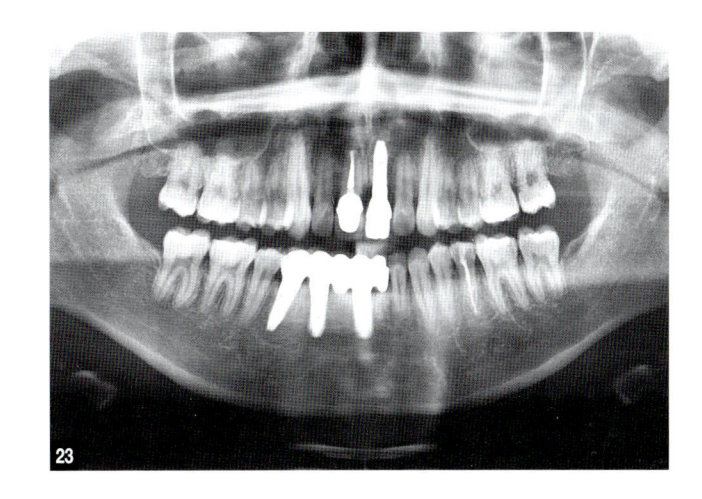

22 23 術後3年の口腔内正面観とパノラマエックス線写真．

advice これから購入する読者への アドバイス

　適応ケースは，使用者がピエゾーサージェリー®に慣れることと使い方の工夫で無限に広がる．いつでもすぐに使用できるように，オペ室のベッドサイドに用意しておくことをお勧めする．

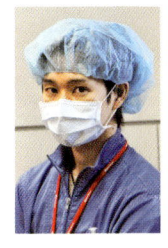

スタッフからひとこと！

田村洋平先生（麻酔科医）

　私は歯科麻酔科医として多くのインプラント手術を担当していますが，鎮静下でもピエゾーサージェリー®は安心感が違います．ラテラルウィンドゥテクニックの際，ラウンドバーでは鎮静中の思わぬ患者の体動により大変危険な場合がありますが，その点ピエゾーサージェリー®では少々患者が動いたとしても粘膜を傷つけることがほとんどなく，またスプリットクレストの際にも骨ノミと異なり患者への刺激がほとんどありません．ピエゾーサージェリー®は非常に安全性が高いシステムです．

今回使用した器材 recommended

**歯槽骨延長装置
LEAD SYSTEM**

問合先：
白鳥歯科インプラントセンター
Tel. 055 - 991 - 6000
骨延長にLEAD SYSTEM（Leibinger Endosseous Alveolar Distraction System）を使用した．チタン製で生体親和性と強度特性に優れ，骨内部に使用するので装置の露出がほとんどなく，コンパクトで簡便に行える．しかしLEAD SYSTEMは現在製造中止になっているため，筆者は右図のような装置を症例ごとにカスタムオーダーで使用している．

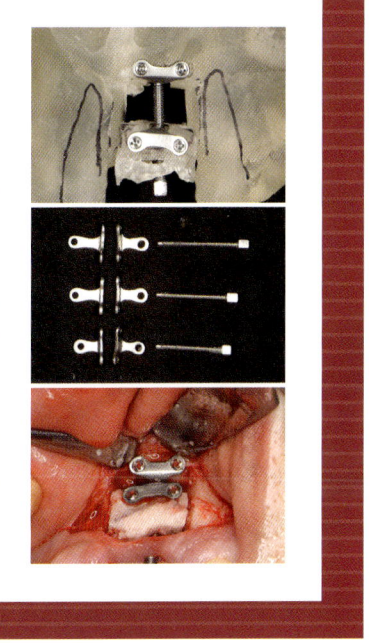

別冊 the Quintessence

YEAR BOOK 2010

2010年の歯科臨床 19トレンド

患者・人 × エビデンス × 経験 × テクニックが
医院総合力を高める

月刊誌 the Quintessence と一緒に読んで
2010年を占ってほしい．
今年の歯科臨床トレンド満載の1冊！

CONTENTS

- Part 1. Special Interview
- Part 2. 特別対談　2010年，歯科界と一般社会の融合
- Part 3. 若手歯科医師：私の臨床ポリシー
- Part 4. 2010年，ホームデンティストの視点
- Part 5. 症例から学ぶ最新の歯科臨床の考え方
  ペリオ・インプラント編

「今もっとも注目される歯科医師への**インタビュー**」，「治療だけでなく，健康をつくりだす**歯科医療の可能性**を探った対談」，「厳しい時代を生き残ろうと努力する**若手歯科医師**の記事」，「総合力を高めるうえでの**4つのポイント**，**患者・人**，**エビデンス**，**経験**，**テクニック**の詳細」と2010年のトレンド満載の1冊．

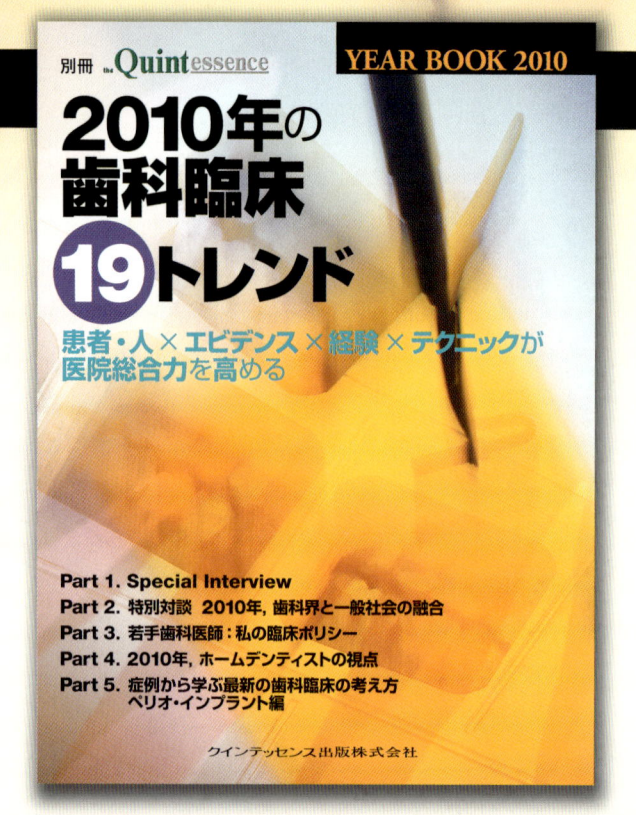

● サイズ：A4判変型　● 166ページ　● 定価：5,250円（本体5,000円・税5％）

クインテッセンス出版株式会社
〒113-0033　東京都文京区本郷3丁目2番6号　クイントハウスビル
TEL 03-5842-2272（営業）　FAX 03-5800-7592　http://www.quint-j.co.jp/　e-mail mb@quint-j.co.jp

総論
remarks

━ レーザー

青木　章／水谷幸嗣／谷口陽一／内山真子／和泉雄一

━ ピエゾ

清水勇気／春日井昇平

歯科用
レーザー

現在の歯科用レーザーの潮流とその展望
総論：各波長および各歯科領域について

青木　章／水谷幸嗣／谷口陽一／内山真子／和泉雄一

東京医科歯科大学大学院医歯学総合研究科歯周病学分野
連絡先：〒113-8549 東京都文京区湯島1-5-45

キーワード：レーザー，歯科治療，軟組織，硬組織

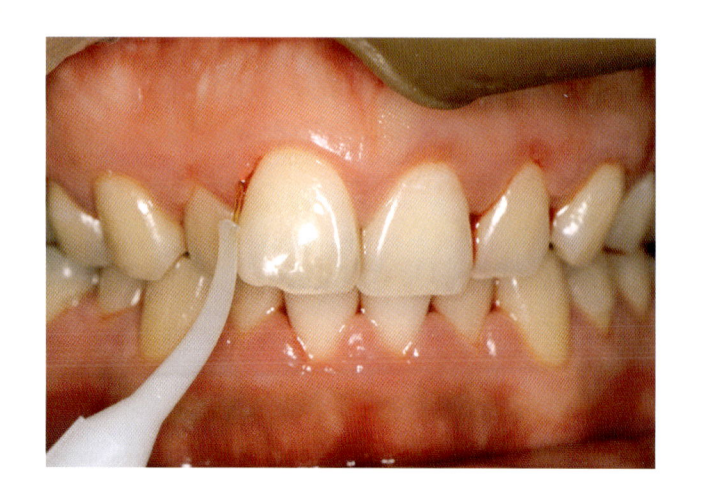

はじめに

　今日，さまざまな分野で光エネルギーの応用が急速に進歩している．歯科の分野においても，レーザーをはじめとする各種の光エネルギーの応用が診断や治療において発展しつつある[1〜5]．本稿では各種歯科用レーザーの波長特性，各領域における臨床応用，および今後の展望について解説する．

1. 歯科におけるレーザーの歴史とレーザーの特性

　1960年にMaimanによりルビーレーザーが発振された後，歯科では80年代の後半から炭酸ガス（CO_2）レーザーおよびNd:YAGレーザーによる軟組織治療が開始された．さらに90年代中ごろにEr:YAGレーザーが登場したことによりう蝕治療が可能になり，現在では骨外科処置まで臨床応用が進んでいる．
　レーザー光は，単色性（monochromaticity），位相性（coherence），指向性（collimation）という3大特性を有するため，強力なエネルギーを狭い範囲に集中することができ，低いエネルギーで効率的に組織を蒸散することができる．また，波長によっては組織深達性が高く，組織深部に直接効果を及ぼすことも可能である．
　生体にレーザー照射を行った場合，レーザーの光はその波長により反射，散乱，吸収，および透過などの種々の反応を示すが（図1），そのうち，赤外領域の波長の光学特性にもっとも影響する因子が水への吸収度である．生体組織の60〜80％は水分であり，水への吸収性が組織への深達性を決めるもっとも大きな要因となっている．したがって，それぞれのレーザーの作用機序を理解するうえで，また個々の症例へ処置を行ううえで，各種の波長における水への光吸収度を正しく理解しておくことがまず必要である（図2）[6]．組織への深達性からみると，Er:YAGとCO_2は表面吸収型，Nd:YAGと半導体は深部透過型レーザーに大別される[1]．

2. 各種レーザーの特徴と臨床応用

1）炭酸ガス（CO_2）レーザー

　CO_2レーザーは波長10,600nmの連続波，あるいはパルス波として用いられている．水への吸収性が高いため，軟組織によく吸収され，非常に容易に蒸散がで

レーザー光の生体組織への効果

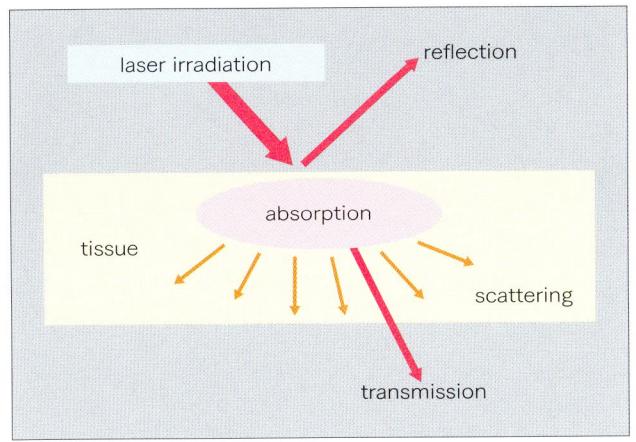

図1 すべての光は，大別して吸収(absorption)，反射(reflection)，散乱(scattering)，透過(penetration)の4種類の効果を有するが，そのバランスは，波長によって大きく異なる．

水の光吸収スペクトル

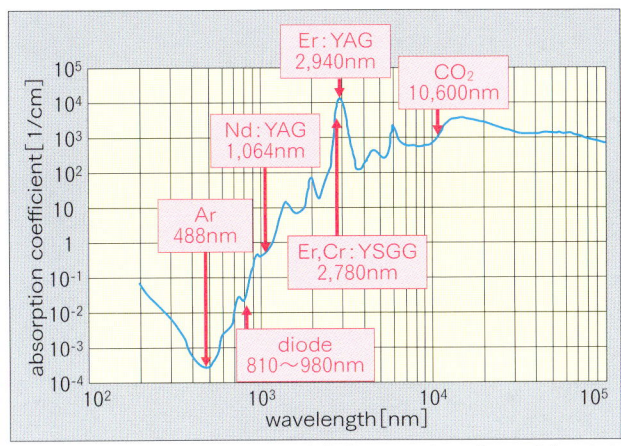

図2 横軸は波長を示し，縦軸の吸収係数はレーザーの水への吸収されやすさを示す．Er:YAGレーザーは発振波長が2,940nmで，水への吸収性がCO_2レーザーより10倍，Nd:YAGレーザーよりも15,000〜20,000倍高い．理論的な吸収長（入射光が1/10に減衰する距離）はEr:YAGで1μm未満，CO_2で約10μm，Nd:YAGで約1.6cmである（文献6より改変引用）．

きる[7,8]．周辺組織への散乱は少なく，熱凝固層も比較的薄いが，熱作用は強く照射表面に炭化層を生じやすい．最近ではスーパーパルスモードが登場し，熱影響がかなり軽減されている．硬組織に対しては，アパタイトへの急速な蓄熱により炭化や融解が生じやすいため，蒸散は困難である．

2）ネオジウム・ヤグ(Nd:YAG)レーザー

Nd:YAGレーザーは，波長1,064nmのフリーランニング・パルス波レーザーである．軟組織の切開・切除に効果的であり，止血作用にも優れているが，CO_2やEr:YAGレーザーとは異なり，水への吸収性がかなり低いため，生体組織中では吸収よりも浸透，散乱が大きく，熱凝固層は比較的厚くなる．組織深達性が大きいため，照射時には深部組織への影響もつねに配慮する必要がある．また，色素に選択的に吸収される性質があるので，メラニン色素やヘモグロビンに吸収されやすく，色素を有する細菌にも吸収されやすいと考えられる．しなやかな光ファイバーによる導光が可能で優れた操作性を発揮するため，軟組織の切開に加え，歯周ポケットの掻爬や根管内への照射などに多用されている．さらに，補綴領域におけるレーザー溶接にも優れている[9]．

3）エルビウム系レーザー(Er:YAG, Er,Cr:YSGG)

エルビウム系のレーザーでは，Er:YAGとEr,Cr:YSGGの2種類の臨床装置が開発されている．Er:YAGレーザーは2,940nmのフリーランニング・パルス波で，水への高い吸収性により，生体の軟組織・硬組織両者の蒸散能力に優れている．照射部のごく表面で吸収が生じ，発熱が非常に小さいため，周囲組織の熱変性層もきわめて少なく，軟組織の治癒は早い．硬組織処置の場合には，注水を併用することにより，う蝕の除去や歯の切削[10]，さらには歯周病罹患根面のデブライドメントや歯槽骨の切削などの硬組織処置も可能となった[11,12]．蒸散のメカニズムは，軟組織では組織中の水および有機成分に光エネルギーが吸収され，熱作用による蒸散を示す．硬組織においては，さらに組織内の水分子の気化にともない内圧が亢進し，微小爆発の力学的作用によって組織の崩壊が生じるという熱力学的効果(thermomechanical effect)あるいは光力学的効果(photomechanical effect)が働くと考えられている．また波長2,780nmのEr,Cr:YSGGレーザーも基本的にEr:YAGと同様の効果を示す．

症例1　Er:YAGレーザーによるう蝕除去および窩洞形成

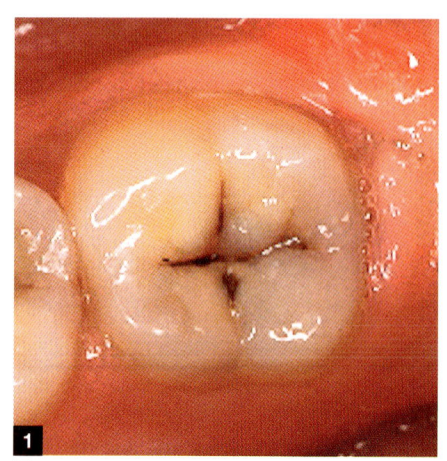

1 下顎左側第二大臼歯咬合面のう蝕．レーザー治療希望の19歳，男性．

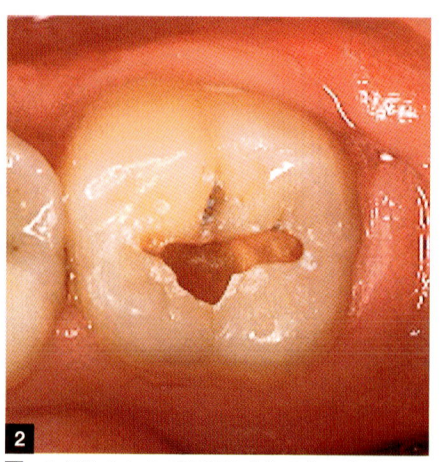

2 う蝕除去および窩洞形成終了後の状態．Er:YAGレーザー(Dentlite 30™：ヨシダ)を用い，まず，パネル出力250mJ/pulse(先端150mJ程度)，30ヘルツにおいて注水下でエナメル質の開拡を行い，つぎにパネル出力150mJ/pulse(先端80mJ程度)で象牙質う蝕の除去を行った．エナメル質の開拡には時間を要したが，う蝕象牙質の除去は比較的容易であった．比較的深い窩洞であったが，患者は照射中にわずかな疼痛を感じたのみで騒音や振動は気にならない程度であった．アンダーカット部のう蝕の除去にはスティールバーを併用した．

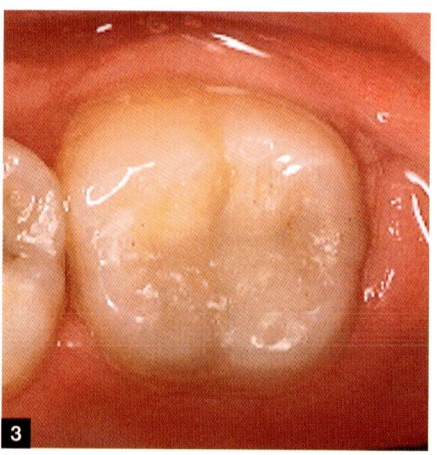

3 光重合型コンポジットレジンによる修復後の状態．術後経過は良好である．

4) 半導体(diode)レーザー

半導体レーザーは基盤となる化合物の組成を調整することで発振する波長を変更ができ，連続波またはパルス波として用いられている．主な波長はガリウム・アルミニウム・砒素(Ga・Al・As)の810nmである．軟組織処置に効果的で，切開や創部の止血，凝固に優れている．組織深達性は比較的高い．装置がコンパクトで比較的低価格であることも臨床的な利点である[13]．近年は，高出力化やデジタルパルス化が進んでおり，注水下や高い繰り返しパルス数での応用が注目されている．

3．各歯科領域におけるレーザー応用の現況

1) 診断

655nmのレーザー光に対して発生するう蝕歯質の特異な蛍光放射を検出することを利用した低出力の半導体レーザー装置(DIAGNOdent™：KaVo)がう蝕の非破壊的診査法として役立っている[5,14]．

2) 予防歯科

レーザー照射による熱作用で，エナメル質の結晶構造の変化や表面歯質の溶融が起こり，耐酸性が生じることを利用し，Nd:YAGやCO$_2$レーザーを用いた耐酸性の付与，フッ素取り込みによるエナメル質の再石灰化による歯質強化，さらに初期う蝕の進行抑制が行われている[5,15]．

3) 保存修復

主にEr:YAGやEr,Cr:YSGGレーザーがう蝕治療に応用され[16]，一部でNd:YAGやCO$_2$レーザーが用いられている(**1**～**3**)．Er:YAGレーザーによるう蝕治療は従来法と比べ，不快な音が少なく，痛みの誘発も少ないため，患者のストレスが軽減され，また軟化

表1 米国食品医薬品局(FDA)によるレーザー機器販売における歯周治療に関する認可一覧(文献42より改変引用).米国のFDAはレーザーの臨床機種ごとにいろいろな認可を与えているが,歯周治療における治療認可項目をレーザーの種別に総括したもの.本邦とは異なり多くの認可が与えられている.実際には同じ波長でも機種によって認可の得られた項目については差がある.

laser type	
carbon dioxide	• intraoral soft tissue surgery (ablating, incising, excising, coagulating) • aphthous ulcer treatment
Nd:YAG	• intraoral soft tissue surgery (ablating, incising, excising, coagulating) • aphthous ulcer treatment • sulcular debridement • laser-assisted new attachment procedure (LANAP, cementum-mediated periodontal ligament new-attachment to the root surface in the absence of long junctional epithelium)
argon	• intraoral soft tissue surgery (ablating, incising, excising, coagulating)
Er:YAG	• intraoral soft tissue surgery (ablating, incising, excising, coagulating) • aphthous ulcer treatment • sulcular debridement • cutting, shaving, contouring and resection of oral osseous tissue (bone) • osteotomy, osseous crown lengthening, osteoplasty
Er,Cr:YSGG	• intraoral soft tissue surgery (ablating, incising, excising, coagulating) • aphthous ulcer treatment • sulcular debridement • cutting, shaving, contouring and resection of oral osseous tissue (bone) • osteotomy, osseous crown lengthening, osteoplasty
diode	• intraoral soft tissue surgery (ablating, incising, excising, coagulating) • aphthous ulcer treatment • sulcular debridement • aid in detection and localization of subgingival dental calculus
Nd:YAP	• intraoral soft tissue surgery (ablating, incising, excising, coagulating)

象牙質の選択的除去もある程度可能で,窩洞の殺菌が期待できるなどのさまざまな利点があり,平成20年度から保険導入された[5].現状では切削効率の低さや照射歯質への接着性の低下など,検討課題もいくつかあるが,これらの問題は今後の研究や,さらなる技術的革新によって解決されていくと思われる.

4)審美

アルゴンレーザーがoffice bleachingにおける漂白効果促進に用いられている.また,各種のレーザーを用いたメラニンやメタルタトゥ除去,歯肉の形態修正が行われている.

5)歯周治療

歯肉,歯根,歯槽骨に対してさまざまな応用が行われている(表1)[12,17].

①軟組織処置

各種の高出力レーザーが歯肉切除・整形(4~8)や小帯切除,歯肉の色素沈着の除去に効果的に応用されている.小範囲の処置では局所麻酔が不必要になることも多い.止血効果により術野が明瞭化され,さらに縫合や歯周パックを施さずに開放創としても良好な治癒が期待できる.また術中および術後の疼痛や腫脹が少なく,治癒が早いとの報告もある.

②歯周ポケット治療

各種の高出力レーザーがポケット内の滅菌,掻爬,さらに根面のデブライドメントに応用されている.フレキシブルなファイバーが挿入しやすいことから機械的なスケーリング・ルートプレーニング(SRP)の補助的治療としてNd:YAGレーザーのポケット内照射が早期から行われている(9~13).近年では半導体レーザー(14~19)やEr:YAGレーザーの応用も行われている[12].Er:YAGレーザーでは歯肉縁下歯石の除去への応用も可能なため,単独での応用も行われており,歯石,汚染セメント質の蒸散と同時に,根面の殺菌や無毒化が期待できる[11].

症例 2　CO₂レーザーによる歯肉切除・整形

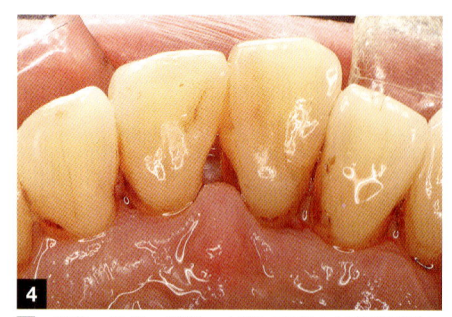

4 55歳，男性．術前．上顎口蓋側の切歯歯間部に6 mmの深い歯周ポケットがあり，BOP(＋)で，比較的大きな切歯乳頭が存在した．通法に従いSRPを行った直後の状態．

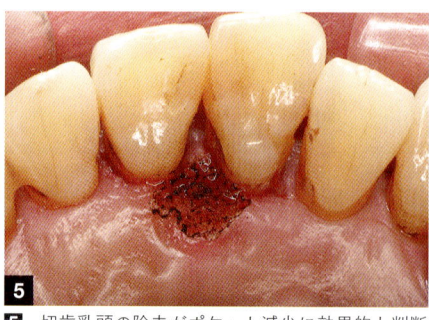

5 切歯乳頭の除去がポケット減少に効果的と判断されたため，同時にその除去を行う．CO₂レーザー（Opelaser 03S™：ヨシダ）を用い，出力3〜4 W，連続波にて浸潤麻酔下で非接触照射した．線維性で比較的硬い歯肉も容易に蒸散され，出血なく除去された．乳頭歯肉は除去，平坦化され，表面には軽度の凝固と炭化が認められる．

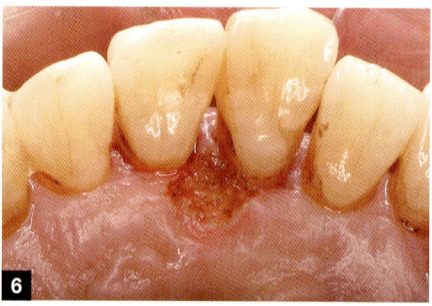

6 炭化層除去後．表面の炭化層は綿球により容易に除去され，表面には軽度の凝固が認められる．

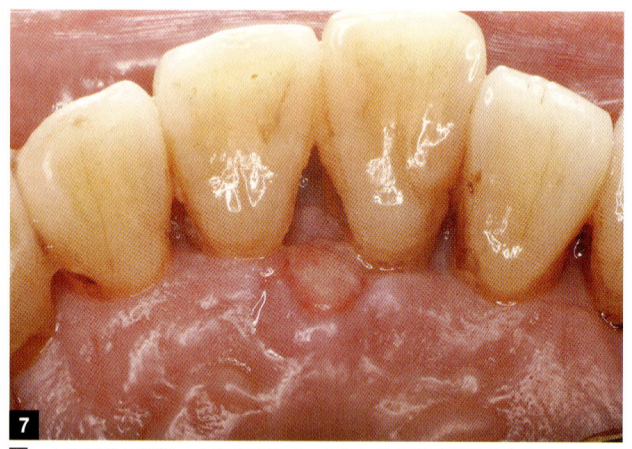

7 1週間後の状態．上皮化途中で，表面には偽膜が認められる．

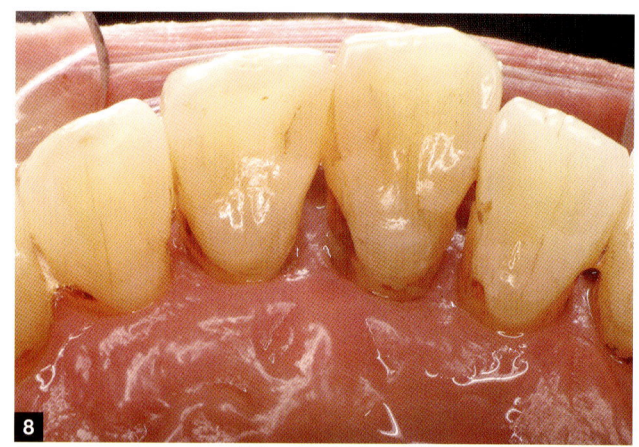

8 約1か月半後の状態．治癒が得られ，歯周ポケットは2〜3 mmに減少し，BOP(－)となり安定した（文献17より転載）．

　歯周ポケットの治療において，近年，臨床研究が盛んになってきており，単独あるいは併用療法で，従来のSRPよりも有意な効果を報告する論文は増加しつつあるが[12]，いずれのレーザーにおいても，まだ十分なエビデンスは得られていない[18〜20]．

③**歯周外科**

　骨組織の整形・切除においては，従来の機械的切削では患者へ与える振動などのストレスが大きく，臼歯部においては器具の到達性に難点がある．エルビウム系レーザーは，振動や騒音などのストレスも少なく，操作性は良好で，骨外科の手段として有効である．注水下において非常に少ない熱影響で骨組織の蒸散が可能で，処置面には明らかな骨組織の炭化や壊死などは認められず[21,22]，術後の治癒も組織学的に良好である[23,24]．近年では，フラップレスでの歯冠長延長術も行われている．

　さらに，フラップ手術においてEr:YAGレーザーは，本年度から保険導入された歯石除去を含む根面のデブライドメントとともに，骨欠損部からの炎症性肉芽組織の効率的な除去や，術野の殺菌に有効である[25,26]．

症例3　Nd:YAG レーザーによる歯周ポケット治療

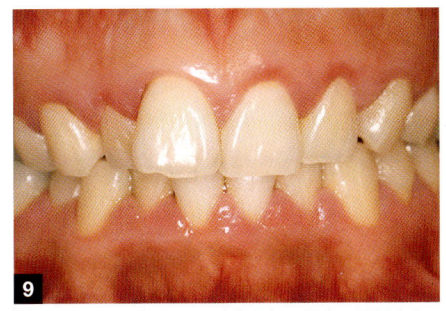

9 術前．辺縁歯肉および乳頭部の発赤・腫脹など，歯周組織の炎症が明らかである．歯間部のポケット深さは3〜4mmでBOP（＋）．

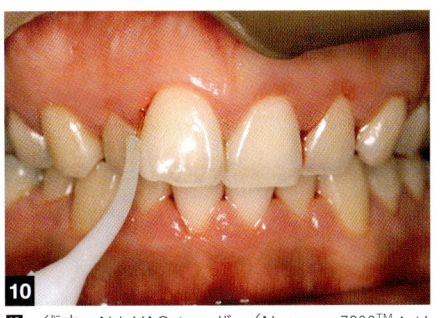

10 術中．Nd:YAG レーザー（Neocure 7200™：ソキア）を用いて，全顎的にポケット内照射および歯肉形態修正を行った．まず，超音波スケーラーを用いて根面のデブライドメントを行った．つぎに，レーザーを100mJ/pulse，20ヘルツで用い，無麻酔下でポケット内の殺菌およびポケット内壁歯肉の掻爬を行い，さらに腫脹・増殖部位では乳頭部歯肉の切除・整形を行った．照射時間は約10分で，手技は容易で，組織は効果的に疼痛を生じることなく蒸散された．

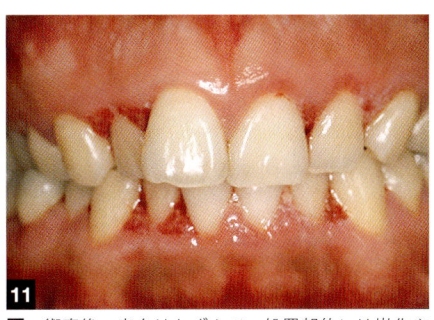

11 術直後．出血はわずかで，処置部位には炭化や強い熱凝固は認められない．

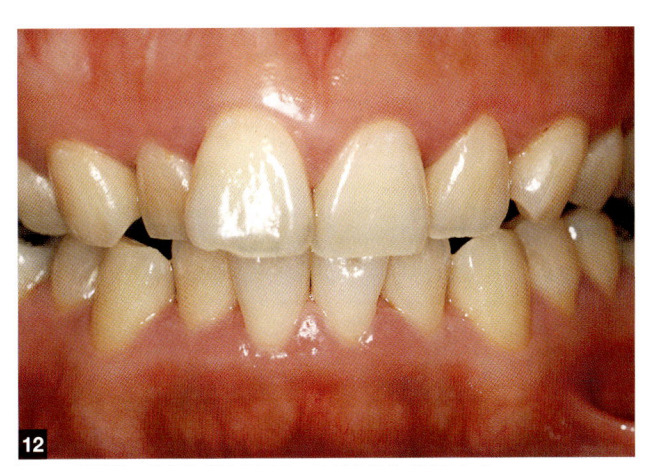

12 1週間後．創傷治癒は良好で，ほぼ上皮化が完了した．

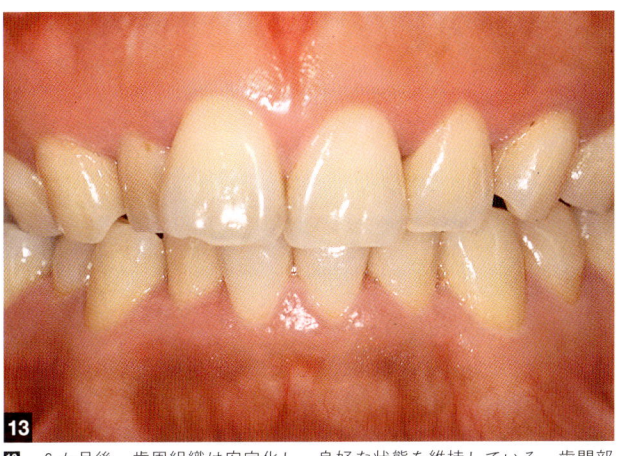

13 6か月後．歯周組織は安定化し，良好な状態を維持している．歯間部のポケット深さは2mmでBOP（−）に改善した（東京都開業の永井茂之先生のご好意による．文献17より転載）．

とくに，狭い垂直性骨欠損底部や根分岐部などの従来の機械的操作が困難な部位においては，より確実な肉芽組織の掻爬が可能となる（20〜24）．また，動物実験において骨再生の向上も認められている[25]．したがって，Er:YAG レーザーは歯周組織再生の向上のためにより効果的なツールになると期待されている[12]．

6）歯内治療

根管は解剖学的に複雑な形態を有しており，非明視野下で完全な殺菌や清掃を行うことは困難である．そのため，レーザーの殺菌・蒸散効果を併用したより確実な処置が期待されている．臨床的には根管清掃時のNd:YAGや半導体レーザーの応用が多い[5]．また，露髄した歯髄に対して直接照射し，止血，殺菌，消炎鎮痛や治癒促進を期待する処置も行われている．歯根端

症例 4　半導体レーザーによる根分岐部の歯周ポケット治療

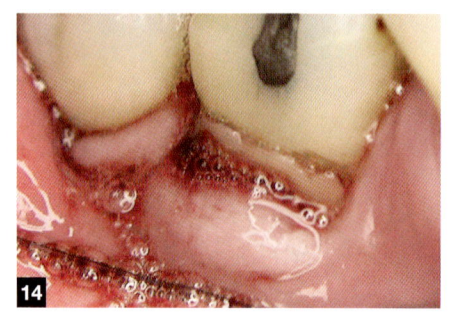

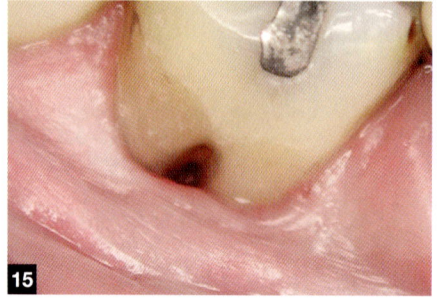

14 術前の下顎左側第一大臼歯．急性症状を呈し，歯周ポケットは 8 mm 以上，BOP（＋）．
15 1 回目のレーザー治療後 2 週．半導体レーザー（810nm, Claros™ : Elexxion）を平均出力2.7W（30W, 90 μsec, 1,000ヘルツ）の条件で用いた．術後 6 mm の歯周ポケットが残存．
16 2 回目のレーザー治療．レーザーで根分岐部根面およびポケット内のデブライドメントを行い，さらに出血を凝固させ，ポケットを封鎖する． 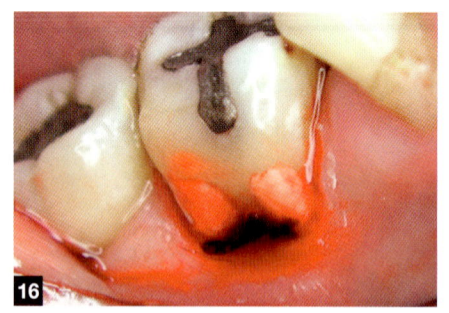 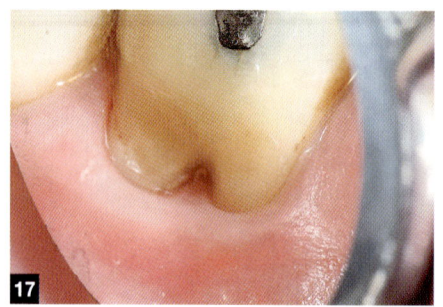
17 7 か月後の状態．歯周ポケットは 3 mm, BOP（−）となり，治癒が得られた．
18 術前のエックス線写真．根分岐部に透過像が認められる． 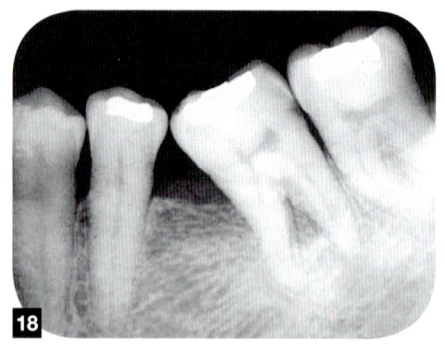 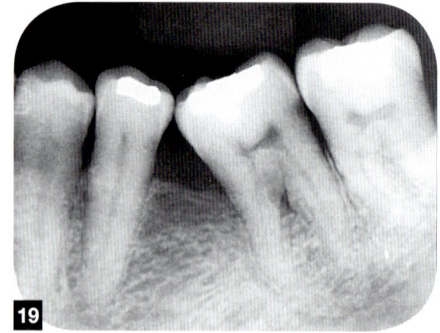
19 7 か月後のエックス線．根分岐部の改善が認められる（香港開業の Kenneth Luk 先生のご好意による）．

切除術には Er : YAG レーザーが歯根の切除および根尖病巣の掻爬に効果的に応用されている．象牙質知覚過敏症に対しては各種レーザーを低出力で照射することで，臨床的に良好な成績が報告されている[27]．

7) 小児歯科

レーザー治療は，振動や騒音がほとんどなく，疼痛を誘発しにくいため，成人患者よりも恐怖心を抱きやすい小児の治療に有利で，より円滑な治療が可能となる．レーザーのハンドピースはコンパクトなため，小児の狭い口腔内での操作に優れるという利点もある．また小帯切除術や，萌出中大臼歯の歯肉弁切除などの軟組織処置にもレーザーは有効である[1]．

8) 歯科補綴

歯科技工の分野で Nd : YAG レーザーによる金属溶接が臨床応用されている[28]．レーザーを連結部にスポット照射することで，異種金属であるロウを介せずに，母材どうしが強度や耐食性に優れた金属結合を形成することができる．しかも，従来のロウ着に比べて操作性が容易であり，強固で精度が高いという利点がある．この他にも歯冠補綴物の印象時の歯肉辺縁の止血やマージン部の明瞭化に Nd : YAG や半導体レーザーが用いられている．

症例 5　フラップ手術への Er:YAG レーザーの応用

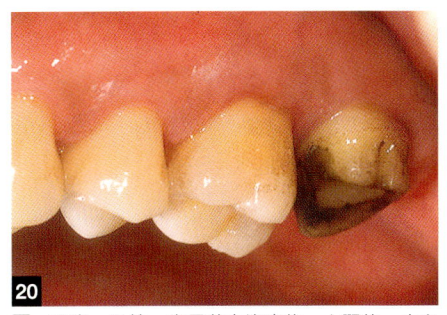

20 35歳，男性．歯周基本治療後，上顎第一大臼歯の頬側近心根周囲に 6 mm で BOP(＋)の歯周ポケットが残存．

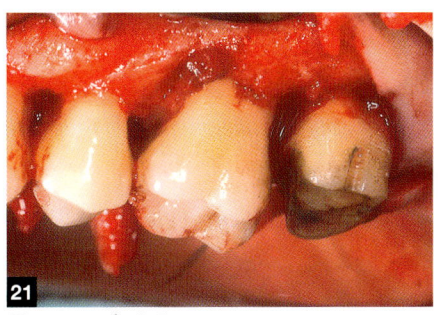

21 フラップ翻転後．

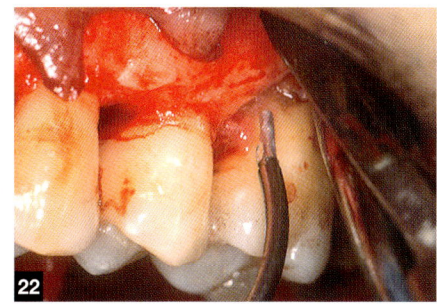

22 Er:YAG レーザー(Erwin Adverl™：モリタ)を用い，パネル設定100mJ/pulse(先端約50mJ)，滅菌生理食塩水の注水下の条件で，骨欠損部からの肉芽組織除去と残存歯石の除去を含む根面のデブライドメントを行った．

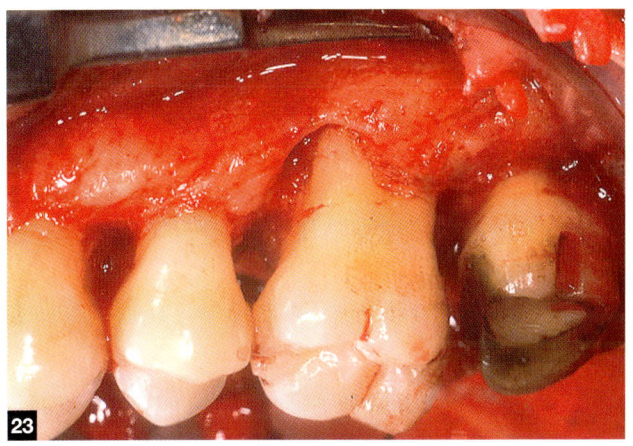

23 根面の残存歯石や骨欠損部の肉芽組織は効果的に蒸散し，除去された．照射根面および骨面には明らかな骨組織の炭化や凝固などの熱傷害は認められなかった．骨面から十分な出血が得られ，骨欠損部には自家骨移植を行った．

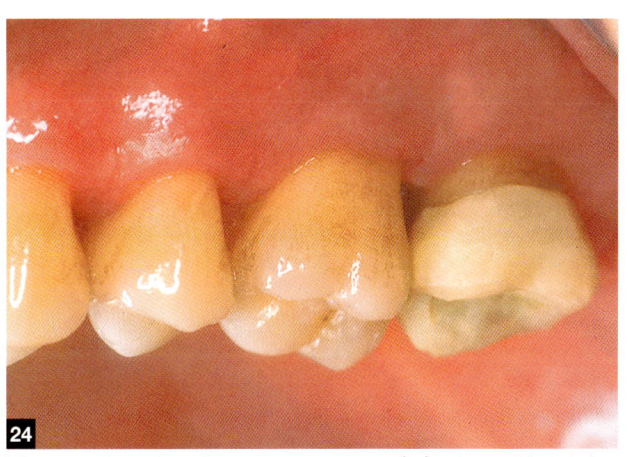

24 3か月後．同部のポケットは 2 mm で BOP(－)となり，良好な治癒が得られた．

9) 口腔外科

古くから CO_2，Nd:YAG，半導体レーザーが軟組織の切開・切除やアフタ性口内炎の治療，腫瘍の蒸散・切除，photodynamic therapy(PDT)による腫瘍の治療，抜歯後の止血や疼痛緩和，神経麻痺や疼痛の緩和[29]，顎関節症の処置など，広範囲にわたって応用されている[5]．

10) 歯科矯正

歯牙移動による疼痛の緩和や，骨形成促進を目的に低出力レーザーの照射が行われている．また矯正治療中はカリエスリスクが高くなるため，矯正装置装着前の予防処置としてもレーザーが用いられている．

11) インプラント

埋入したフィクスチャーを露出させる二次手術時に頻用されているが，さらに最近ではインプラント周囲炎時のインプラント体のデブライドメントやサルカスの処置に応用され始めている．金属器具や Nd:YAG レーザーはインプラント表面を損傷してしまうために禁忌であるが，Er:YAG，CO_2，半導体レーザーではインプラント表面のチタンを損傷させずに処置をすることが可能である[30]．今後レーザーの特性を活かした治療法の確立が期待できる分野である[12]．

表2 歯科用レーザーの今後の展望.

- レーザー／LEDを応用した各種診断機器および抗菌療法の発達
- う蝕などの病的組織や歯牙沈着物の選択的除去の実現
- 各種レーザーを応用した歯周ポケット治療の体系化と臨床効果の解明
- LLLT(photo-bio-modulation)の研究および臨床応用の進展
- 審美・再生治療への高出力・低出力レーザーの応用
- 半導体レーザーの低価格・高性能化

5．歯科用レーザーの今後の展望

今後，光エネルギーの性質がより明らかにされるにつれて，さらにその応用が拡大すると思われる(表2)．

診断の領域では，光に対する歯石の蛍光反応を利用した歯周ポケット内の歯石探知装置も臨床応用され，今後の進展が期待される．レーザー光を利用した光干渉断層画像診断法(optical coherence tomography：OCT)の応用も研究が進展しており，将来的に重要な診断技術になると思われる[31]．予防領域では，レーザーによる歯質改変の研究が進むと思われ，また，う蝕治療においては，新たな波長として6μmでのう蝕象牙質の選択的除去に関する研究も始まっている．歯内領域では，内視鏡使用下でのレーザー応用やEr:YAGレーザーによる根管拡大が期待されている．

歯周治療においては，複雑なポケット内のデブライドメント，掻爬および滅菌は従来の機械的処置だけでは限界があると考えられる．たとえば，補助的にレーザーを歯周ポケットに用いた場合，レーザーは根面，ポケット内壁および骨面に対してより確実な殺菌無毒化および感染組織の蒸散，さらに周囲細胞の賦活効果(biostimulation)を期待できる．そのため，ポケットの包括的な治療を提供できると考えられ，炎症の軽減や組織修復・再生に有利に働く可能性があり，中等度から重度の歯周ポケット治療においては有効な手段の1つになると思われる[11]．

今後，レーザーのもつ生物学的効果がより注目，解明され，炎症抑制，疼痛緩和，創傷治癒・組織再生促進への応用が進むであろうと思われる．どのような再生外科療法においても徹底的な感染病巣の除去が前提となる．高出力レーザーはその効果的な手段の1つに なると期待され，骨再生の向上が期待できる[25,30]．同時に周囲へ拡散する低出力レベルのエネルギー(low level laser therapy：LLLT)は周囲細胞を賦活し(photo-bio-modulation)，組織再生能を高める可能性がある[32]．一方で，近年，LLLTの積極的応用による骨再生の促進効果が研究され，臨床応用されつつある[33~38]．顎堤保存のために，レーザーによる血餅の凝固・活性化を利用した抜歯後のsocket preservationへの応用も広がりつつある[8,39]．また，現在，より高いエネルギー密度と深達性を有する高性能の低出力半導体レーザーが研究，臨床応用されつつあり，レーザーはより効果的な治療機器となるであろう．

さらに，別のアプローチとして，近年，低出力の半導体レーザーやLEDと色素の併用による抗菌的光線力学療法(antimicrobial photodynamic therapy：aPDT)も臨床応用が始まっている[40]．また，波長337nmのFrequency doubled Alexandrite laserは実験室レベルでは歯石や着色の完全な選択的除去が可能であり[41]，将来，光を用いた歯の沈着物の容易なデブライドメントが可能になる日もくるであろう．インプラント周囲炎の治療においても，マイクロストラクチャーを有するチタン表面のデブライドメントが問題となっているが，レーザーを用いたデブライドメントが有効な手段の1つとして確立されると思われる[12,30]．

おわりに

現在のところ，各種治療におけるレーザー治療の真の有効性は科学的にはまだ十分に明確に示されていないが，世界中の多くの優れた臨床家が経験則に従ってレーザーを非常に有効に活用している．今後の基礎および臨床研究の進展によるエビデンスの蓄積が待たれ

るところである．今後，レーザー光の生体への作用機序の基礎研究がさらに本格的に行われるべきあり，加えてEBMの概念に基づき，レーザー治療の真の有効性を科学的に立証するため，従来技法との厳密な臨床比較研究，さらにはメタアナリシスが必要である．装置に関しては発振システムの革新が期待され，それによって，より小型化した高性能で低価格のレーザー装置の実用化が進み，また新たな波長の開発など，技術面での発展が進むであろう．

参考文献

1. 加藤純二，粟津邦男，篠木毅，守谷佳世子．一からわかるレーザー歯科治療．東京：医歯薬出版，2003．
2. 森岡俊夫，須田英明，津田忠政，吉田憲司．歯科用レーザー・21世紀の展望．パート2．東京：クインテッセンス出版，2004．
3. Miserendino LJ, Pick RM, 津田忠政．Lasers in Dentistry．東京：クインテッセンス出版，2004．
4. Coluzzi DJ, Convissar RA. Atlas of Laser Applications in Dentistry. 1st ed. Chicago: Quintessence Pub Co. 2007.
5. 平井義人，千田彰，津田忠政．歯科用レーザーの有効活用．東京：ヒョーロン，2008．
6. Hale GM, Querry MR. Optical constants of water in the 200-nm to 200-μm wavelength region. Appl Optics 1973; 12: 555-563.
7. 松本光吉．歯科用炭酸ガスレーザーの臨床．第2版．技術編．東京：口腔保健協会，2006．
8. 皆川仁．[新版]やさしいレーザー治療．東京：クインテッセンス出版，2006．
9. 南里嶽仁．歯科におけるレーザー溶接34年の変遷と臨床経過．日レ歯誌 2006；17：20-25．
10. Hibst R, Keller U. Experimental studies of the application of the Er: YAG laser on dental hard substances: I. Measurement of the ablation rate. Lasers Surg Med 1989; 9: 338-344.
11. Aoki A, Sasaki K, Watanabe H, Ishikawa I. Lasers in non-surgical periodontal therapy. Periodontology 2000 2004; 36: 59-97.
12. Ishikawa I, Aoki A, Takasaki AA, Mizutani K, Sasaki KM, Izumi Y. Application of lasers in periodontics: true innovation or myth? Periodontol 2000 2009; 50: 90-126.
13. 西山俊夫．歯科用半導体レーザーの基礎と実践テクニック．東京：デンタルダイヤモンド社，2006．
14. Lussi A, Hibst R, Paulus R. DIAGNOdent: an optical method for caries detection. J Dent Res 2004; 83 Spec No C: C80-83.
15. Ana PA, Bachmann L, Zezell DM. Lasers effects on enamel for caries prevention. Laser Physics 2006; 16: 865-875.
16. Kumazaki M. Removal of hard dental tissue (cavity preparation) with the Er: YAG laser. In: Loh HS, ed. 4th International Congress on Lasers in dentistry. Bologna, Italy: Monduzzi Editore, 1995, p151-157.
17. 青木章，水谷幸嗣，永井茂之，吉田格，高崎アリステオ淳志，江黒徹，和泉雄一．歯周治療におけるレーザーの応用．日歯先技研会誌 2007；13：127-136．
18. Cobb CM. Lasers in periodontics: a review of the literature. J Periodontol 2006; 77: 545-564.
19. Schwarz F, Aoki A, Becker J, Sculean A. Laser application in non-surgical periodontal therapy: a systematic review. J Clin Periodontol 2008; 35: 29-44.
20. Karlsson MR, Diogo Lofgren CI, Jansson HM. The effect of laser therapy as an adjunct to non-surgical periodontal treatment in subjects with chronic periodontitis: a systematic review. J Periodontol 2008; 79: 2021-2028.
21. Kimura Y, Yu DG, Fujita A, Yamashita A, Murakami Y, Matsumoto K. Effects of erbium, chromium: YSGG laser irradiation on canine mandibular bone. J Periodontol 2001; 72: 1178-1182.
22. Sasaki KM, Aoki A, Ichinose S, Ishikawa I. Ultrastructural analysis of bone tissue irradiated by Er: YAG Laser. Lasers Surg Med 2002; 31: 322-332.
23. Pourzarandian A, Watanabe H, Aoki A, Ichinose S, Sasaki K, Nitta H, Ishikawa I. Histological and TEM examination of early stages of bone healing after Er: YAG laser irradiation. Photomed Laser Surg 2004; 22: 355-363.
24. Yoshino T, Aoki A, Oda S, Takasaki AA, Mizutani K, Sasaki KM, Kinoshita A, Watanabe H, Ishikawa I, Izumi Y. Long-term histologic analysis of bone tissue alteration and healing following Er: YAG laser irradiation compared to electrosurgery. J Periodontol 2009; 80: 82-92.
25. Mizutani K, Aoki A, Takasaki A, Kinoshita A, Hayashi C, Oda S, Ishikawa I. Periodontal tissue healing following flap surgery using an Er: YAG laser in dogs. Lasers Surg Med 2006; 38: 314-324.
26. Sculean A, Schwarz F, Berakdar M, Windisch P, Arweiler NB, Romanos GE. Healing of intrabony defects following surgical treatment with or without an Er: YAG laser. J Clin Periodontol 2004; 31: 604-608.
27. Kimura Y, Wilder-Smith P, Yonaga K, Matsumoto K. Treatment of dentine hypersensitivity by lasers: a review. J Clin Periodontol 2000; 27: 715-721.
28. 都賀谷世宏，編．レーザー溶接・新技法を臨床に生かす．東京：医歯薬出版，2006．
29. 吉田憲司．口腔領域における神経疾患への低出力レーザー治療．日レ医誌 2007；28：77-83．
30. Takasaki AA, Aoki A, Mizutani K, Kikuchi S, Oda S, Ishikawa I. Er: YAG laser therapy for peri-implant infection: a histological study. Lasers Med Sci 2007; 22: 143-157.
31. 角保徳，西田功，鄭昌鎬，梅村長生．光干渉断層画像診断法(Optical Coherence Tomography)の歯科臨床への応用～口腔用OCT機器開発と歯牙齲蝕への応用～．日本歯科医師会雑誌 2008；60：1210-1222．
32. Izumi Y, Aoki A, Yamada Y, Kobayashi H, Iwata T, Akizuki T, Suda T, Nakamura S, Wara-Aswapati N, Ueda M, Ishikawa I. Current and future periodontal tissue engineering. Periodontol 2000 2010 (in press).
33. Ozawa Y, Shimizu N, Kariya G, Abiko Y. Low-energy laser irradiation stimulates bone nodule formation at early stages of cell culture in rat calvarial cells. Bone 1998; 22: 347-354.
34. 田島直人．ラット頸骨組織の骨形成能に対する炭酸ガスレーザー照射の影響について．日レ歯誌 2003；14：32-43．
35. 安孫子宜光．レーザー照射の生物学的効果の解明と機能ゲノム科学．日レ医誌 2005；25：313-322．
36. Shimizu N, Mayahara K, Kiyosaki T, Yamaguchi A, Ozawa Y, Abiko Y. Low-intensity laser irradiation stimulates bone nodule formation via insulin-like growth factor-I expression in rat calvarial cells. Lasers Surg Med 2007; 39: 551-559.
37. 横瀬敏志，中貴弘，高橋和裕，堀江武．炭酸ガスレーザーの細胞生物学的作用と臨床応用．補綴臨床 2008；41：510-521．
38. 下川公一．歯槽堤増大術へのCO₂レーザーの応用．補綴臨床 2007；40：50-63．
39. 下川公一．ソケットプリザベーションへのCO₂レーザーの活用．補綴臨床 2006；39：629-640．
40. Takasaki AA, Aoki A, Mizutani K, Schwarz F, Sculean A, Wang CY, Koshy G, Romanos G, Ishikawa I, Izumi Y. Application of antimicrobial photodynamic therapy in periodontal and peri-implant diseases. Periodontol 2000 2009; 51: 109-140.
41. Rechmann P. Dental laser research: selective ablation of caries, calculus, and microbial plaque: from the idea to the first *in vivo* investigation. Dent Clin North Am 2004; 48: 1077-1104, ix.
42. Sulewski JG. Clearing the FDA hurdle, from initial device application through regulatory approval to the clinical operatory: an update on dental laser marketing clearances. J Laser Dent 2009; 17: 81-86.

ピエゾーサージェリー

現在のピエゾーサージェリー®の潮流とその展望

清水勇気／春日井昇平*

東京医科歯科大学歯学部附属病院インプラント外来
*東京医科歯科大学大学院医歯学総合研究科インプラント・口腔再生医学分野
連絡先：〒113-8549 東京都文京区湯島1-5-45

キーワード：ピエゾーサージェリー®，超音波振動，骨切削，安全性，低侵襲性

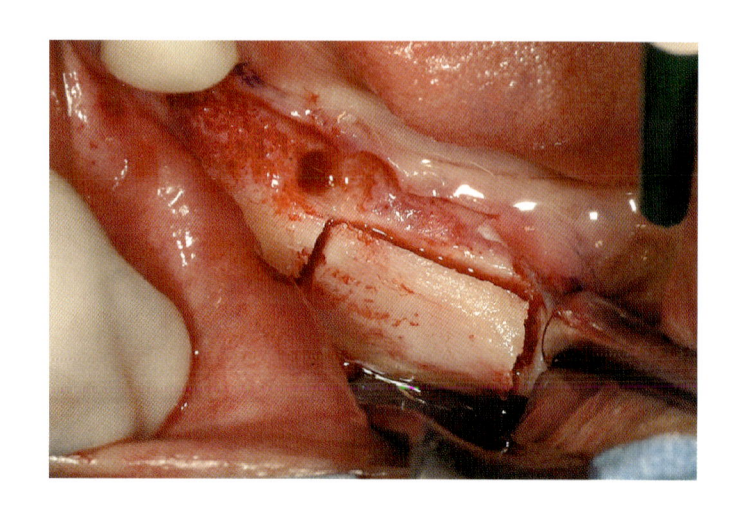

はじめに

近年，医療の安全性が叫ばれ，安全で確実な術式や器具が求められている．このような理由から，安全で確実な術式を可能にする超音波骨切削器具「ピエゾーサージェリー®」が注目されている．本稿では，ピエゾーサージェリー®について，その特徴から実際の臨床応用までを解説したい．

1. ピエゾーサージェリー®とは

超音波とは，振動数が毎秒20kヘルツ以上で耳に感じない音のことをいう．超音波の動的エネルギーを利用することで洗浄や材料の加工が可能となり，歯科においては従来から超音波スケーラー，洗浄機として利用されてきた．

一方，骨の切削あるいは切断に際し，回転切削器具や電動鋸が多用されている．1975年にHortonら[1]は，超音波振動，骨ノミ，回転切削の3つの異なる方法を用いて，イヌの顎骨に骨欠損を作成して組織学的に検討した結果，超音波振動を用いた骨の切削方法は回転切削に比較して骨の治癒が良好であることを報告した．超音波振動では切削も正確であり，軟組織への傷害が小さいことが利点として挙げられる．口腔領域においても臨床応用がなされ，その有用性が報告されている[2,3]．しかし，一方で回転切削による方法に比較して切削効率が低いことが欠点であった．

そこで，イタリアのTomaso Vercellottiらは，ピエゾ素子を用いた骨切削機器であるピエゾーサージェリー®（Piezosurgery®）を開発した．超音波振動を用いた骨の切削法の大きな利点である「正確な骨の切削」と「軟組織への低侵襲性」はピエゾーサージェリー®においても同様であることを報告している[4]．さらに，イヌの歯槽骨の切削において，ピエゾーサージェリー®による切削は，カーバイトバーあるいはダイヤモンドバーを用いた回転切削と比較し，骨の修復が良好であることを報告した[5]．

筆者らも，インプラント治療に必要な骨造成手術にピエゾーサージェリー®を使用し，良好な臨床結果を得ている．超音波振動を用いた骨の切削方法は切削効率が低いことが指摘されていたが，ピエゾーサージェリー®においてこの点は大きく改善されている．

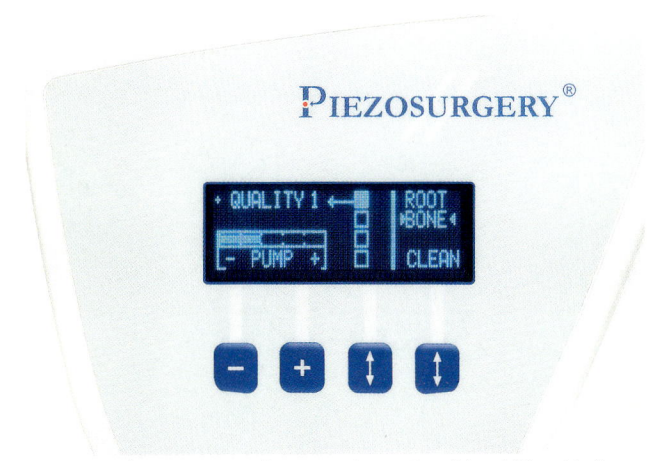

現在のピエゾーサージェリー®の潮流とその展望

図1 ピエゾーサージェリー®にはコントローラにボタンが付いており，このボタンを操作することで「BONE」と「ROOT」の2つのプログラムを設定できる．

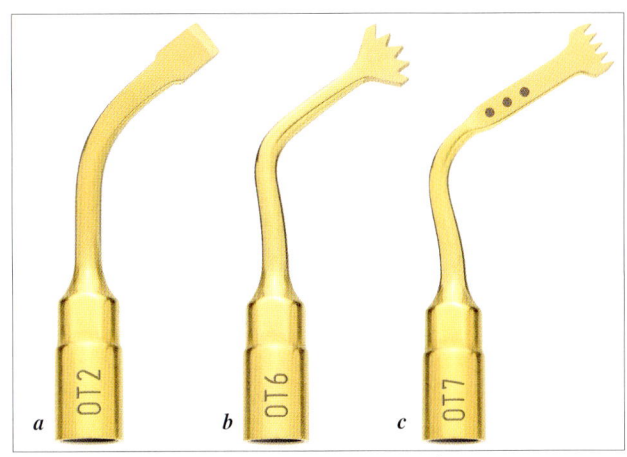

図2a～c ピエゾーサージェリー®の代表的なチップ．*a*：OT2，*b*：OT6，*c*：OT7．

2．用途に応じたプログラムとチップの選択

ピエゾーサージェリー®にはコントローラにボタンが付いており(図1)，このボタンを操作することで「BONE」と「ROOT」の2つのプログラムを設定できる．「BONE」プログラムでは骨質に応じて4段階に切削強度を調節でき，「ROOT」プログラムでは用途に合わせてさらに「ENDO」と「PERIO」の2つのモードに設定できる．

ハンドピースに付けるチップは大きく3種類に分けられる．窒化チタニウムでコーティングされた金色のチップは，骨の鋭利な切削や切断に使用する．金色のチップの先端が鈍でダイヤモンド粉がコーティングされたチップは骨の繊細な切削に適しており，上顎洞側壁の開窓や骨内の神経へのアクセスなどに使用する．金属色の先端が鋭利でないチップは軟組織あるいは歯根部に適しており，上顎洞粘膜の剝離や，神経の移動，歯周外科での根面処理に使用する(図2a～c)．

3．臨床での応用範囲

ピエゾーサージェリー®の臨床での応用範囲は広く，骨採取，サイナスフロアエレベーション，スプリットクレスト，下歯槽神経移動術，抜歯，根尖切除，インプラント除去，矯正治療における急速拡大，矯正治療における骨切り術への適用が報告されている．以下，主にインプラント治療に関連したピエゾーサージェリー®の適用について述べる．

1）骨採取

インプラント埋入予定部位に骨が不足する場合には，骨造成を行うことが多い．骨採取に使うピエゾーサージェリー®のチップとしては，ブレードタイプのOT7(図2c)が有用である．切削効率を上げるには，切削予定部位の骨面にチップの角度を適切に保つことが重要である．ピエゾーサージェリー®の骨切削速度は，従来の回転切削と比較すると遅い傾向にあるが，キャビテーション効果により視野が良好で，軟組織を巻き込むことなく正確に切削することができる．ピエゾーサージェリー®は微小振動で切削するため，回転切削器具や電動鋸に比較して振動や音が小さく，患者へのストレスを減少できることも大きな利点である．

2）サイナスフロアエレベーション

上顎臼歯部欠損症例では，上顎洞底と欠損部顎堤頂部までの距離が短く，インプラントの埋入が困難な症例が多い．その距離が5 mm程度の場合はオステオトームテクニックあるいはショートインプラントの使用により対応できる．しかし，その距離がさらに短い場合にはラテラルウィンドウテクニックを行い，上顎洞底に骨を造成する必要がある．この術式においては，

表1 回転切削器具あるいは超音波骨切削器具を用いた場合の上顎洞粘膜穿孔の割合.

報告者	上顎洞粘膜穿孔の割合	
	回転切削器具	超音波骨切削器具
Raghoebar	47/162(29.0%)	—
Tawil and Mawla	5/30(16.7%)	—
Engelke	28/118(23.7%)	—
Shlomi	20/73(27.4%)	—
Schwartz-Arad	38/81(46.9%)	—
Barone	31/124(25.0%)	—
Ardekian	35/110(31.8%)	—
Vercellotti	—	1/21(4.8%)
Blus	—	2/53(3.8%)
Wallace	—	7/100(7.0%)
平均値	28.6%	5.2%

表2 ピエゾーサージェリー®の特徴．1～3の性質により選択切削を可能にしている．

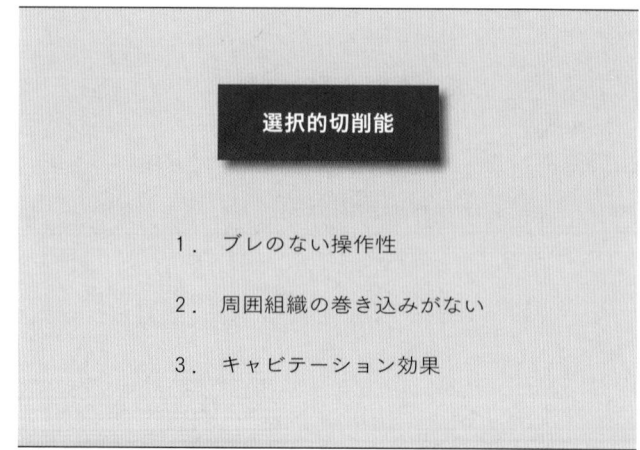

選択的切削能

1. ブレのない操作性
2. 周囲組織の巻き込みがない
3. キャビテーション効果

上顎洞側壁開窓時および上顎洞粘膜(Schneider膜)の剥離時に，上顎洞粘膜を穿孔しないように注意が必要である．

従来の回転切削器具を用いた場合と，ピエゾーサージェリー®を用いた場合での上顎洞粘膜穿孔の頻度に関する報告を表1に示した[7]．超音波切削器具を用いる場合，回転切削器具と比較して上顎洞粘膜の裂開穿孔の頻度は低くなる．

3）スプリットクレスト

スプリットクレストは，顎堤の幅が不足してインプラントが埋入できない場合の対処方法として用いられる．ピエゾーサージェリー®は，骨を正確にかつ繊細に切削することを可能にしたため，スプリットクレストにおける骨切削に適していると考えられる．

4）下歯槽神経移動術

下顎臼歯の欠損部において顎堤の頂部から下顎管までの距離が短く，インプラント埋入が困難な症例がある．そのような場合の治療法の1つに下歯槽神経移動術がある．ピエゾーサージェリー®は骨を正確に切削でき，軟組織への傷害性が低いため，下歯槽神経移動術へ適用することが可能である．

従来の回転切削器具を用いて下歯槽神経移動術を行うと高頻度で術後の知覚異常が起きる．ピエゾーサージェリー®では神経に対して低侵襲で硬組織を選択的に切削できるため(表2)，知覚異常を起こさずにより安全に神経移動術を行うことが可能となる．

5）インプラント除去

Sivollelaら[11]はピエゾーサージェリー®を使用してブレードインプラントを除去した2症例について報告した．このうち1症例は，ブレードインプラントが下顎管にきわめて近接しており，ピエゾーサージェリー®を使用することで，下歯槽神経を傷害することなくブレードインプラントの除去を可能にした．

ピエゾーサージェリー®の大きな利点として，

① キャビテーション効果によって血液を洗い流すため，良好な視野が確保できること
② 強い圧力を加えなくても深い切削が可能であり，安全性が高いこと
③ 骨切削量を最小限にとどめることが可能であること

の3つが挙げられる．とくにピエゾーサージェリー®においては，骨の切削量が最小限であるため，ブレードインプラント除去後に歯根型インプラントをただちに埋入することが可能な症例もある．

症例1　ベニアグラフトに応用した症例

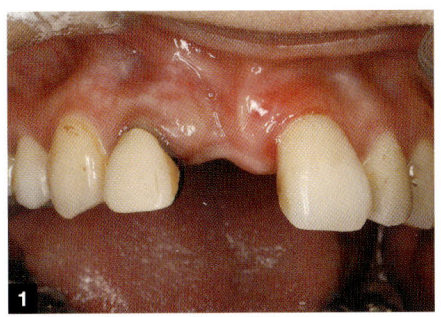

1 初診時正面観.
2 初診時咬合面観. 唇側の陥凹が認められる. 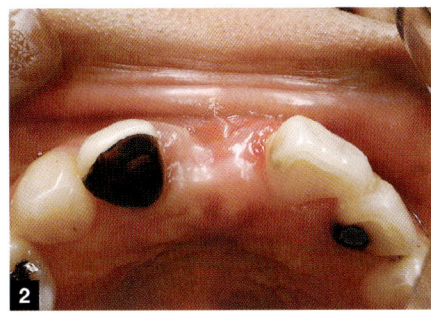
3 骨移植直前の正面観. 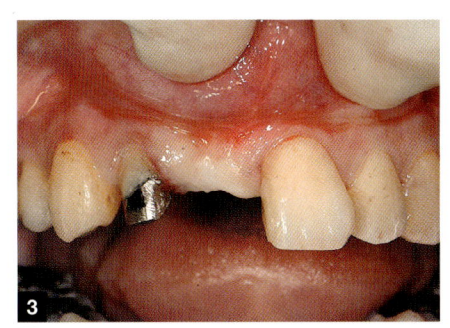
4 骨採取術前. 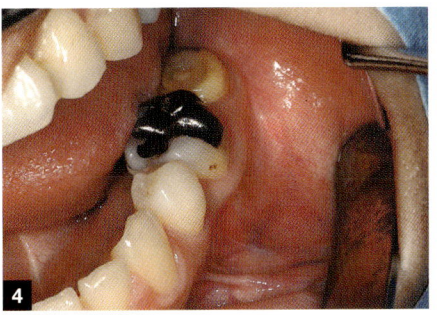
5 骨採取時の粘膜剝離の状態. 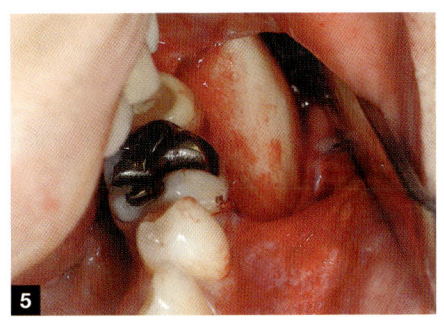
6 骨採取後. 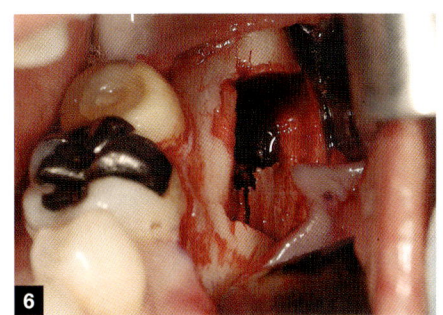

4．ピエゾーサージェリー®を用いた症例

以下，3つの症例を通してピエゾーサージェリー®の有効性および留意点について具体的に示す．ただし，どのような術式や器具において共通することであるが，ピエゾーサージェリー®においても相応の熟練と症例選択が重要である．

1）症例1：ベニアグラフトに応用した症例

①初診時
交通外傷により前歯を欠損した患者で，来院時には可撤式の義歯を装着していた．両隣在歯の削合をともなわない固定式の補綴物を希望していた．唇側の硬軟組織が大幅に失われている．全身的な問題点は認められなかった．

②治療計画
事前に採得したスタディモデル，CT写真，口腔内検査などを総合して治療計画を検討した．患者の希望と既存の骨および軟組織の不足を考慮し，硬軟組織の移植手術を併用したインプラントでの機能回復を計画した（**1 2**）.

③軟組織の事前手術
初診時写真より上唇小帯の高位付着と角化歯肉量の不足が認められたため，骨移植手術に先立ち上唇小帯切除および結合組織移植術を行った．2か月経過後の骨移植手術前の口腔内写真（**3 4**）から，十分な軟組織が得られ，骨移植後に閉創しやすい口腔内環境になっているのが確認できる．

④ブロック骨の採取と移植手術
CT写真を精査し，下顎第二大臼歯頰側から下顎枝の間で行った．この際，回転切削器具と異なりピエゾーサージェリー®においては周囲組織の巻き込みを起こさないため，必要最小限の切開線を設定した（**5 6**）.

OT6チップ（図2b）を用いて骨切りを施行した．骨切削時にブレを起こさないため，設定したとおりの骨切

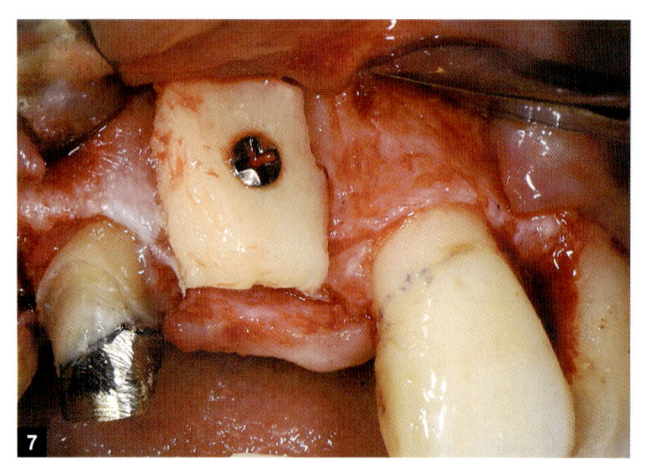

7 スクリューにてブロック骨を母床骨に固定.

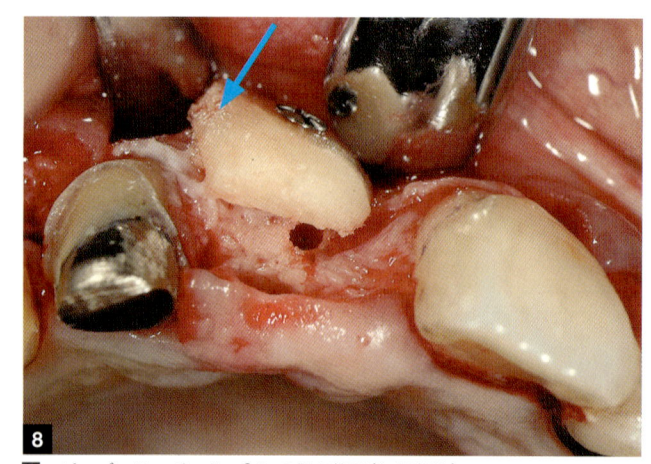

8 ピエゾーサージェリー®にて骨を整形（矢印部分）.

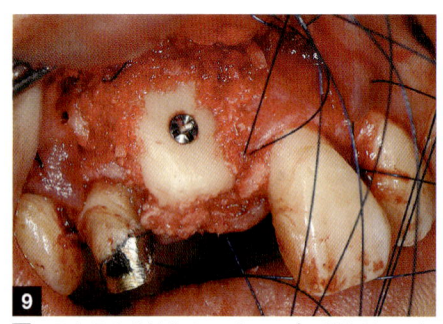

9 母床骨と移植片とのギャップに削片骨を添加し，縫合した.

10 11 縫合後の状態.

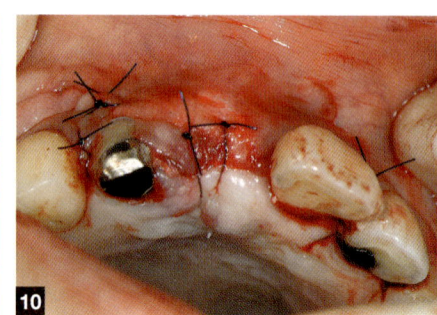

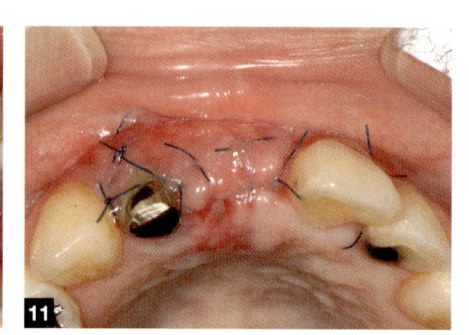

りが可能になる．ただし，OT6チップは側面での切削効率が悪いため，1か所を深く形成するのには不向きなチップである．本症例では，前後的に動かしながら形成することにより効率的に切削することが可能であった（**7**）．

また，動物実験において，従来の回転切削器具と比較して，ピエゾーサージェリー®を使用した場合には骨治癒が促進されることがVercellottiらによって報告されており，術後の治癒促進が期待できる．

通常のブロック骨移植術では，この後ブロック骨のトリミングを行う．しかし，超音波骨切削器具では骨切削中のブレがないため，母床骨にデコルチケーションを施し，移植骨を固定した後にOT2チップ（図 2a）を用いてトリミングを行った．このチップの使用時には，チップのエッジ部を骨面に当てスクレーパーの要領で使用するのが効率的である（**8 9**）．その後，移植骨と母床骨のギャップに削片骨を添加して閉創した（**10 11**）．この際，移植骨片を添加した後，速やかに閉創できるようにあらかじめ縫合糸を粘膜弁に通して，縫合糸をモスキートで把持することで，手術をスムーズに行うことが可能である．

本症例では，超音波骨切削器具を用いることで周囲組織を巻き込まず，さらに切削時にブレがなく軽圧で骨切削することが可能であるため，従来の回転切削器具と比較して低侵襲で安全で確実な手術が可能になった．

症例2　インプラント除去およびオンレーグラフト症例

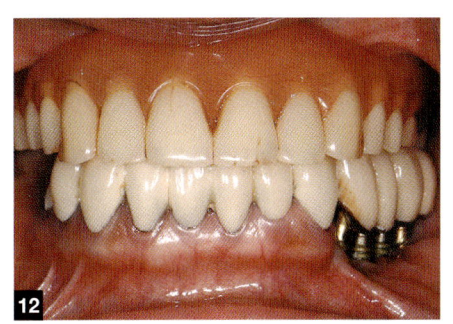

12 初診時口腔内写真．
13 骨の吸収をともないスレッドの露出を認める． 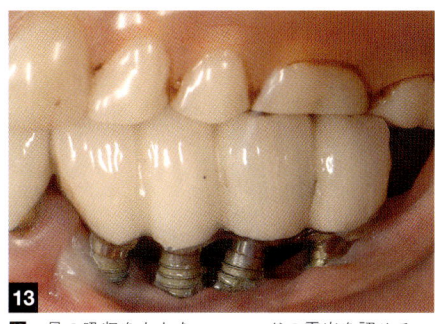
14 初診時パノラマエックス線写真． 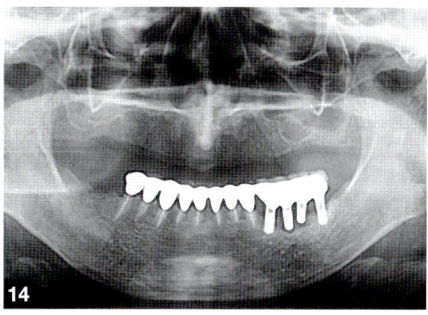
15 インプラント除去時の口腔内． 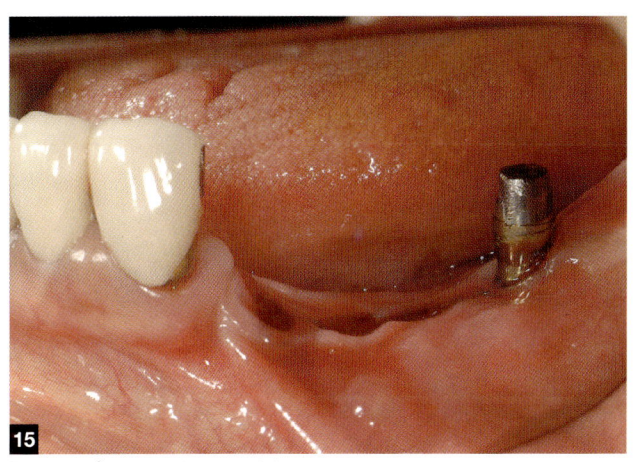
16 除去したインプラント． 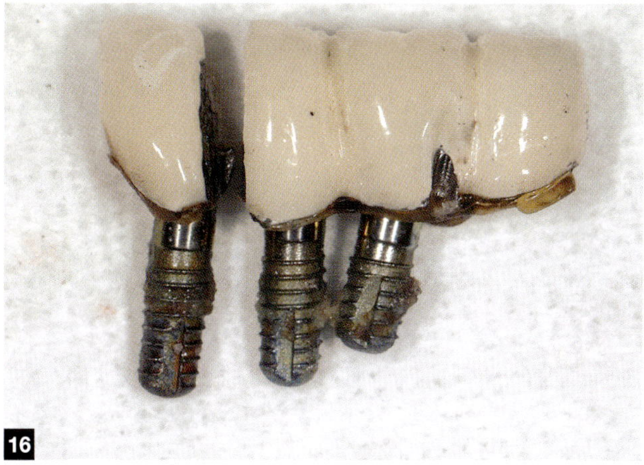

2）症例2：インプラント除去および
　　オンレーグラフト症例

①初診時

　他院で数年前に埋入したインプラント部位からの出血，排膿，痛みを訴えて来院した．インプラント周囲の骨吸収をともない，現状では正常に機能させるのが困難な状態であった（**12**〜**14**）．

②治療計画

　インプラントは先端まで骨吸収をともなっており，再オッセオインテグレイションは期待できない状態であった．固定性の補綴物を強く希望しており，インプラント体の除去および骨移植術をともなったインプラント治療を行うことで同意が得られた．

③初期治療

　天然歯と連結されていた上部構造を切断したところ，容易に ｢４５６ 相当部のインプラントが除去できた（**15**　**16**）．除去したインプラント表面にはプラークや歯石が沈着していた．｢７ 相当部のインプラントに関しては強固に骨に固定されていた．しかし，インプラント周囲から排膿が認められたため，チタンスケーラーでのデブライドメントを行い消炎処置を行った．

④インプラント除去および骨移植

　｢４５６ 部位のインプラント除去後3か月経過時（**17**）．依然として ｢７ 相当部のインプラント周囲からは排膿

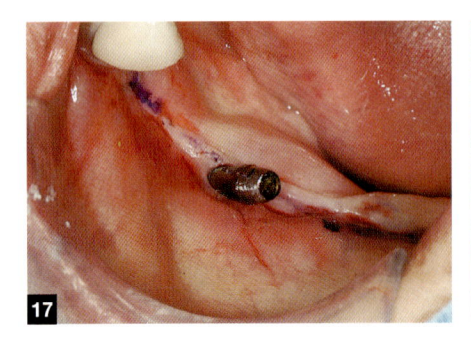

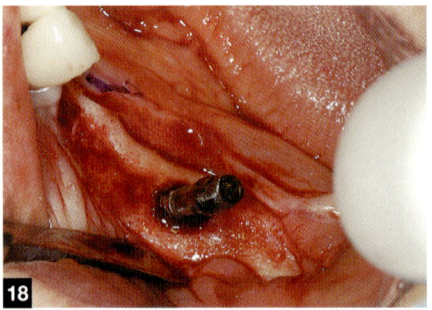

17 骨移植術術前口腔内写真.
18 粘膜剥離時.

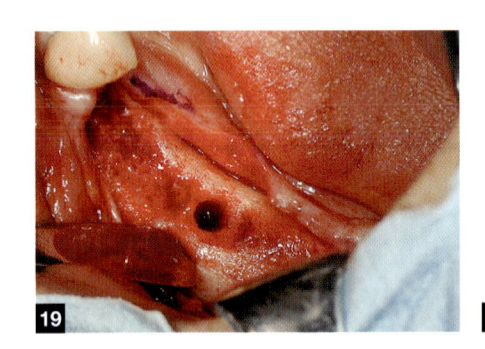

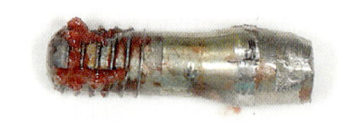

19 インプラント除去後口腔内.
20 除去したインプラント体.

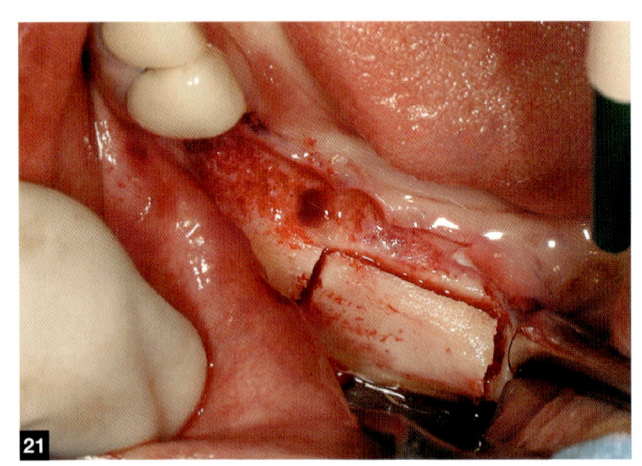

21 ピエゾーサージェリー®による骨切り.
22 採取した骨片.

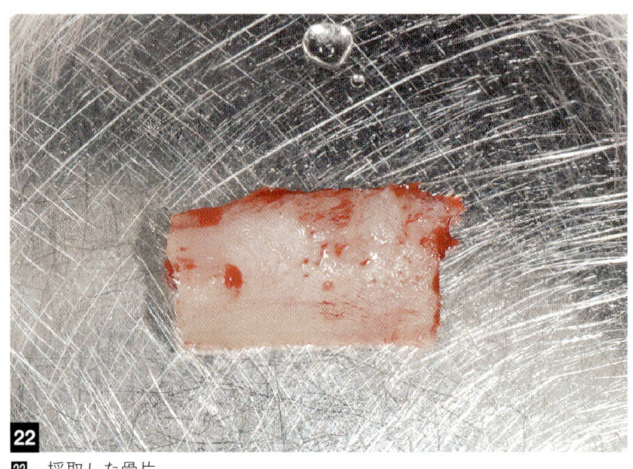

が認められたため,「7インプラント除去と同時にオンレーグラフトを計画した.インプラント周囲の骨をEX1チップを用いて近遠心,頬舌側の4か所に対して骨切りを行った.この際,チップの過熱を防止するため,骨に押し付けず,ポンピング動作をしながら骨切削する必要がある(18).その後,オッセオインテグレイションしていたインプラント体を鉗子にて反時計周りの回転力をかけて除去した(1920).

除去したインプラント表面と除去後の窩を観察し,愛護的にインプラントを除去できたことが確認された.下顎枝部においてOT6チップを用いて骨切りを行い,オンレーグラフトに用いる移植片をマイセルにより採取した.症例1と同様にこの症例においてもブレのない切削により適切な形態の骨片を採取できた(2122).

ブロック骨採取後,周囲よりOT2チップをスクレーパーの要領で用いて削片骨をさらに採取した.この際,注水量を少なく調整しないと骨が流れてしまうので注意が必要である(2324).あらかじめ模型上で計測して

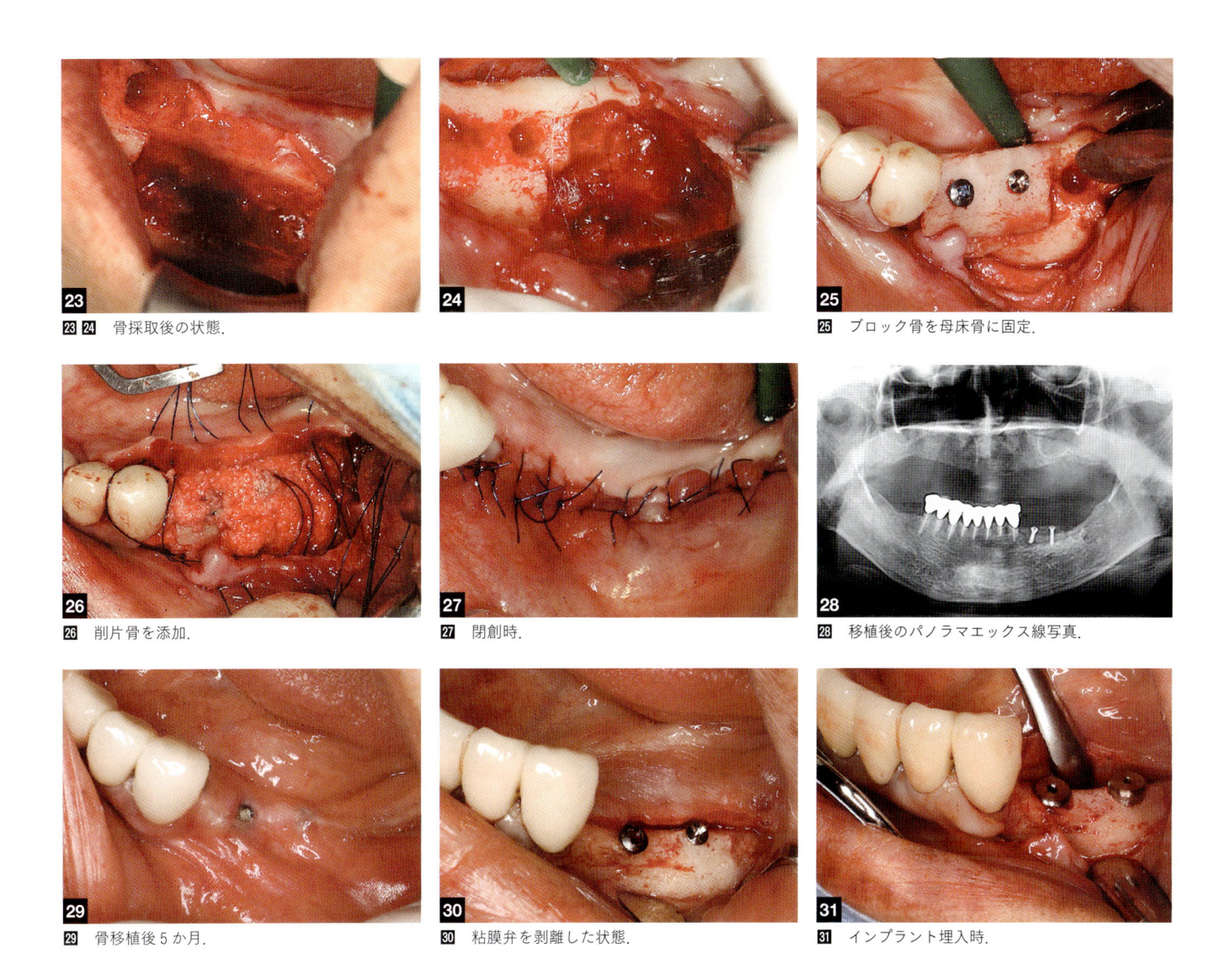

現在のピエゾーサージェリー®の潮流とその展望

23 24 骨採取後の状態.
25 ブロック骨を母床骨に固定.
26 削片骨を添加.
27 閉創時.
28 移植後のパノラマエックス線写真.
29 骨移植後5か月.
30 粘膜弁を剥離した状態.
31 インプラント埋入時.

おいたインプラント埋入時の起始点に相当する部位でスクリューにて骨片を固定後，削片骨を添加して縫合した（**25**～**27**）．術後のパノラマエックス線写真から十分な骨の高さを確保できていることを確認した（**28**）．

⑤インプラント埋入

骨移植から5か月経過後，インプラント一次手術を計画した．術前の口腔内写真（**29**）が示すようにブロック骨を固定しているスクリューが若干露出していた．そのため，切開線は露出しているスクリューを含めた切開線として粘膜弁を形成して剥離した（**30**）．移植した骨と母床骨との境界も認められず良好な骨化が認められた．インプラント埋入時のトルクによる移植骨と母床骨間の剥離の危険性を考え，骨を固定しているスクリューを同時にすべて除去せずに，近心のスクリューのみを外した状態でインプラント埋入を行い，その後に遠心のスクリューを外し，もう1本のインプラントを埋入した．いずれのインプラントも良好な初期固定が得られた（**31**）．

症例3　スプリットクレストに応用した症例

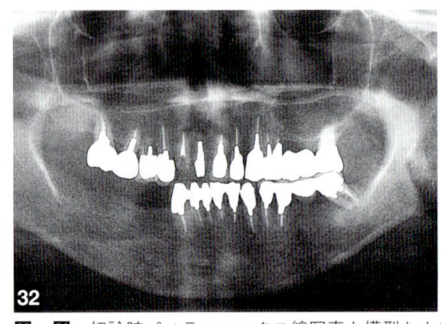

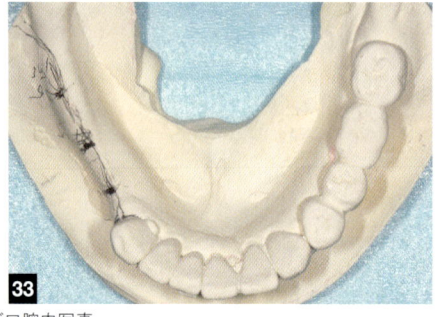

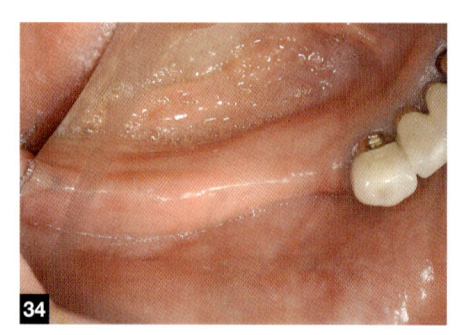

32～34 初診時パノラマエックス線写真と模型および口腔内写真．

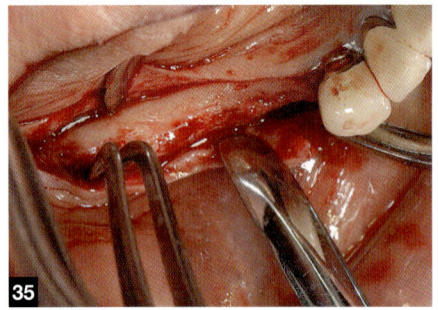

35 骨膜を剝離した状態． 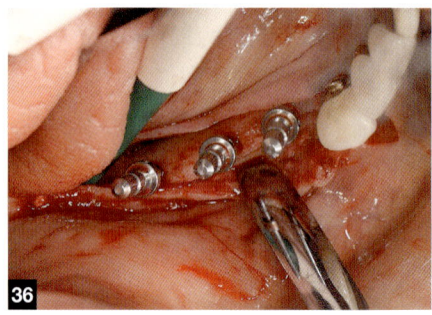
36 ツイストドリルで形成した後，方向を確認． 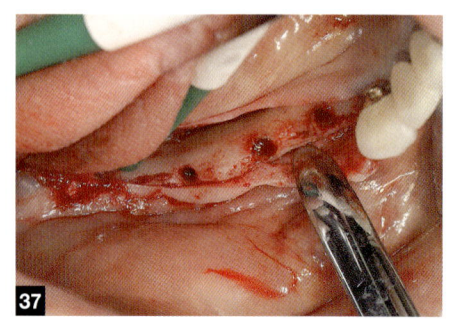
37 咬合面からみた埋入窩の状態．

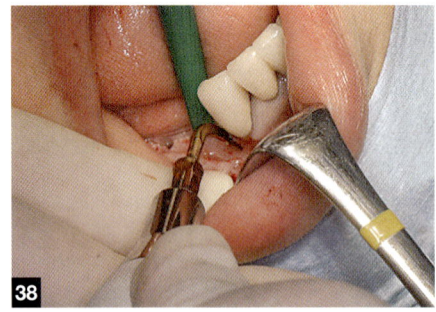

38 ピエゾーサージェリー®を用いて骨切削を行った．
39 骨切削後の状態． 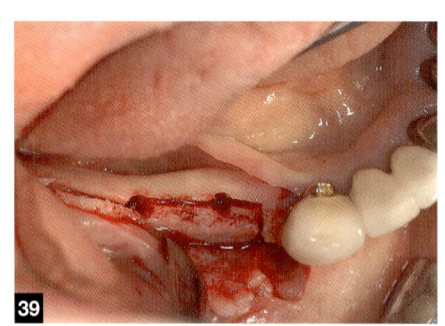

3）症例3：スプリットクレストに応用した症例

①初診時

5年前に歯根破折により抜歯後，部分床義歯を使用していたが，違和感と咀嚼困難を訴えて来院．顎堤の幅が狭く，補綴するうえで適切な位置にインプラントを埋入するのが困難な状態であった（32～34）．

②治療計画

患者は固定式の補綴物を希望していたため，顎堤の増大手術を含めたインプラント治療を計画した．

歯槽頂よりも2mmほど舌側に切開を加え，MGJ（muco-gingival junction：歯肉-歯槽粘膜境）まで全層弁で剝離した後，ツイストドリルを用いて起始点を形成した（35～37）．この時点で起始点を形成しておくことで，スプリットクレスト後にインプラントを埋入する際のインプラント体の近遠心的なズレ，傾斜，動揺を予防できる．

③インプラント埋入

ピエゾーサージェリー®を用いて歯槽頂および近心の縦切開を行った（38 39）．近心の縦切開を加えておかないと，天然歯の骨吸収を引き起こしてしまう可能性があるため，注意が必要である．ブレのない切削が可能なため，適切な位置で切削できた．その後，ボーン

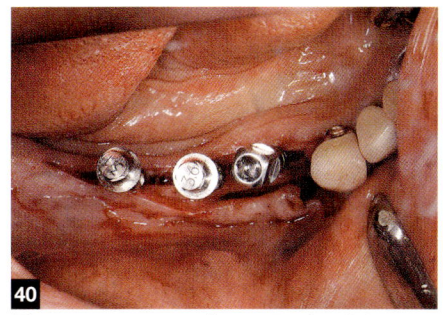

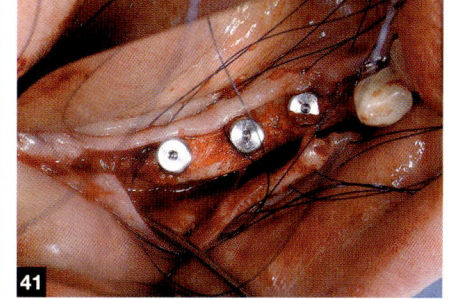

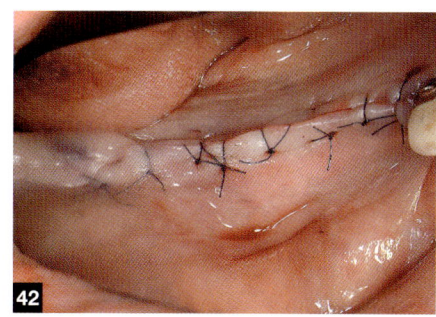

40 ボーンエクスパンダーにて骨頂部を拡大.
41 インプラント埋入時.
42 縫合時.

エクスパンダーを用いて歯槽堤を拡大した後，インプラント埋入を行った(**40**〜**42**).

まとめ

ピエゾーサージェリー®がなければ不可能という症例はないが，従来の器具に比べて選択切削能により各術式の成功率を高め，術者のストレスを軽減できる．また，以前から指摘されている切削効率が低い欠点は，適切なチップを選択し，骨に適切な圧をかけ，チップごとの適切な動かし方で切削を行うことで大きく改善される．また，ピエゾーサージェリー®を用いることで最小限の術野での確実で安全な処置が可能になるので，全体の手術時間はむしろ短縮されることが多い．安全で確実な外科手術を可能にするピエゾーサージェリー®は，低侵襲の外科手術を可能にする点で患者へのメリットは大きい．

ただし，使用時のハンドピース部の過熱による熱傷や注水の当たりにくい箇所での使用によるチップ過熱のトラブル，チップの損耗による突然の作動停止など，実際に使用してみると戸惑うこともある．セミナーや実際に使用している歯科医師から使用方法を学び，適切に効果的に使用することをお勧めしたい．

参考文献

1. Horton JE, Tarpley TM Jr, Wood LD. The healing of surgical defects in alveolar bone produced with ultrasonic instrumentation, chisel, and rotary bur. Oral Surg Oral Med Oral Pathol 1975；39(4)：536-546.
2. Blus C, Szmukler-Moncler S, Salama M, Salama H, Garber D. Sinus bone grafting procedures using ultrasonic bone surgery：5-year experience. Int J Periodontics Restorative Dent 2008；28(3)：221-229.
3. Sivolella S, Berengo M, Fiorot M, Mazzuchin M. Retrieval of blade implants with piezosurgery：two clinical cases. Minerva Stomatol 2007；56(1-2)：53-61.
4. Raghoebar GM, Timmenga NM, Reintsema H, Stegenga B, Vissink A. Maxillary bone grafting for insertion of endosseous implants：results after 12-124 months. Clin Oral Implants Res 2001；12：279-286.
5. Tawil G, Mawla M. Sinus floor elevation using a bovine bone mineral (Bio-Oss) with or without the concomitant use of a bilayered collagen barrier (Bio-Gide)：a clinical report of immediate and delayed implant placement. Int J Oral Maxillofac Implants 2001；16：713-721.
6. Engelke W, Schwarzwaller W, Behnsen A, Jacobs HG. Subantroscopic laterobasal sinus floor augmentation (SALSA)：an up- to-5-year clinical study. Int J Oral Maxillofac Implants 2003；18：135-143.
7. Shlomi B, Horowitz I, Kahn A, Dobriyan A, Chaushu G. The effect of sinus membrane perforation and repair with Lambone on the outcome of maxillary sinus floor augmentation：a radiographic assessment. Int J Oral Maxillofac Implants 2004；19：559-562.
8. Schwartz-Arad D, Herzberg R, Dolev E. The prevalence of surgical complications of the sinus graft procedure and their impact on implant survival. J Periodontol 2004；75：511-516.
9. Barone A, Santini S, Sbordone L, Crespi R, Covani U. Clinical study of the outcomes and complications associated with maxillary sinus augmentation. Int J Oral Maxillofac Implants 2006；21：81-85.
10. Ardekian L, Oved-Peleg E, Mactei EE, Peled M. The clinical significance of sinus membrane perforation during augmentation of the maxillary sinus. J Oral Maxillofac Surg 2006；64：277-282.
11. Vercellotti T, De Paoli S, Nevins M. The piezoelectric bony window osteotomy and sinus membrane elevation：introduction of a new technique for simplification of the sinus augmentation procedure. Int J Periodontics Restorative Dent 2001；21：561-567.
12. Wallace SS, Mazor Z, Froum SJ, Cho SC, Tarnow DP. Schneiderian membrane perforation rate during sinus elevation using piezosurgery：clinical results of 100 consecutive cases. Int J Periodontics Restorative Dent 2007；27：413-419.
13. Ericsson I, Persson LG, Berglundh T, Edlund T, Lindhe J. The effect of antimicrobial therapy on periimplantitis lesions. An experimental study in the dog. Clin Oral Implants Res 1996；7：320-328.
14. Pauletto N, Lahiffe BJ, Walton JN. Complications associated with excess cement around crowns on osseointegrated implants：a clinical report. Int J Oral Maxillofac Implants 1999；14：865-868.
15. Persson LG, Berglundh T, Lindhe J, Sennerby L. Re-osseointegration after treatment of peri-implantitis at different implant surfaces. An experimental study in the dog. Clin Oral Implants Res 2001；12：595-603.

ピエゾサージェリーのすべて
歯科治療に生かす臨床ポイント

著　Tomaso Vercellotti
（イタリア開業、ピエゾサージェリー開発者）

監訳　立川敬子、春日井昇平
（東京医科歯科大学）

2009年10月発売!!

ピエゾサージェリー開発者によるピエゾ実践マニュアルついに刊行！

ESSENTIALS IN PIEZOSURGERY
Clinical Advantages in Dentistry

著　Tomaso Vercellotti ／監訳　立川敬子、春日井昇平

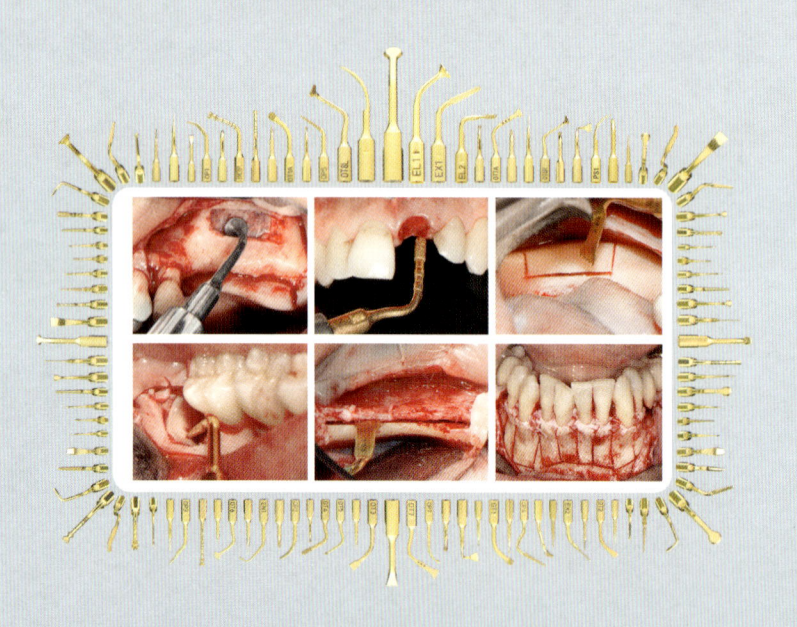

クインテッセンス出版株式会社

SECTION I　イントロダクション
SECTION II　科学技術と外科
SECTION III　歯科におけるピエゾサージェリーの臨床的利点
SECTION IV　ピエゾサージェリーを用いた新しいコンセプトと新しい外科術式

●サイズ：A4判変型　●136ページ　●定価：8,925円（本体8,500円・税5%）

クインテッセンス出版株式会社
〒113-0033　東京都文京区本郷3丁目2番6号　クイントハウスビル
TEL 03-5842-2272（営業）　FAX 03-5800-7592　http://www.quint-j.co.jp/　e-mail mb@quint-j.co.jp

付録
appendix

レーザー&ピエゾを
よりよく活用していただくために

津田忠政

東京都開業　ツダデンタルオフィス・ワールドシティデンタルクリニック
連絡先：〒107-0062 東京都港区南青山2-12-2

歯科用レーザーQ＆A

ピエゾーサージェリーQ＆A

歯科用レーザー

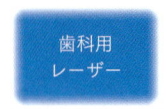

歯科用レーザー Q&A

歯科用レーザーを購入するにあたって疑問に思われるポイントをコンパクトにやさしく解説しました．

歯科用レーザーにはさまざまな波長領域がありますが，これからレーザーを購入するにあたり，どの波長の機種を選べばよいのでしょうか？初心者はどの波長のものがよいのでしょうか？

A 質問のとおりレーザーはさまざまな波長領域があり，その臨床上使用方法も効果も違っています．基本的に初心者用，熟練者用というものはなく，自分が行っている臨床のなかで必要な効果が上がるもの，また応用しやすいものから選べばよいと思います．またレーザーを硬組織用，軟組織用と分けて使用するという考え方もあります．さらに硬組織も，どこの硬い組織か（歯，歯槽骨）によってもその効果は違っていますし，切開ではなく，骨造成に使用するレーザーということになると，応用の仕方によってはいくつかのレーザーが考えられます．そして各種レーザーにはそれぞれの得意分野があることは間違いありません．いずれにしても，この誌上で書ききれませんので，およその使用範囲を表1に記します．

表1 歯科用レーザー比較表．

	半導体	Nd:YAG	Er,Cr:YSGG	Er:YAG	CO₂	remarks
wavelength	810, 980	1,064	2,780	2,940	10,600	
歯周病	良	最適	良	良	可	使用の仕方が違う
根管治療	良	最適	良	良	可	ファイバー使用が有利
メラニン	良	良	最適	最適	可	浸透性の少ない傾向
疼痛緩和	最適	最適	最適	良	良	わかっていないことが多い
止血	最適	良	可	可	可	浸透性が高いレーザー
切除	最適	可	良	良	最適	スピードが違う
う蝕予防	良	最適	可	可	良	Nd:YAG＞CO₂＞半導体
歯肉息肉	最適	最適	良	良	良	
う蝕処置	可	良	最適	最適	良	機種によって効率が違う
アフタ	良	良	最適	最適	良	Er,Cr:YSGG，Er:YAGは早い
インプラント	最適	可	良	良	最適	チタン，アパタイトに非吸収

レーザーを導入するにあたり，安全面ではどのような対策，配慮が必要となるのでしょうか？ また禁忌症はあるのでしょうか？

A レーザーに関する安全基準は国内では日本工業規格のJISC6802によって規定されています（表2：医療用は適応外）．現在，歯科で用いられている多くのレーザーはクラス4に属し，危険度の高いものとされています．そして歯科用レーザーの使用は医師免許ないし歯科医師免許をもつ人以外は使用禁止と法律で定められています．

クラス3B（直接ビームをみることは通常危険なこととなるレーザーであるが，拡散反射光の観察は通常安全）以上のレーザーを使用する場合はレーザー管理区域を設け，レーザー管理区域のなかにいる者すべてがレーザー保護メガネを着用しなくてはいけないことと

なっています（表3）．ターゲット部位の火傷や誤照射での網膜の損傷には十分注意してレーザー照射を行う必要があります．そのためにはレーザーの種類とその照射した際の効果の関係については十分理解したうえで使用することが望ましいのです．保護メガネは必ず使用して，反射が起こりやすい光っ

appendix

表2 JISによるレーザーのクラス分け.

クラス	区分の概要	使用例
クラス1	通常の条件下で安全なレーザーで,顕微鏡やルーペなどでビーム内観察をしても安全.	光学式マウス
クラス1M	波長302.5〜4,000nmのレーザーで,通常の条件下で安全なレーザーであるが,顕微鏡やルーペなどによるビーム内観察は危険.	
クラス2	波長400〜700nmの可視光レーザーで,まばたき反応で目を保護できる.	レーザーポインター
クラス2M	波長400〜700nmの可視光レーザーで,まばたき反応で目を保護できるレーザーであるが,顕微鏡やルーペなどによるビーム内観察は危険.	
クラス3R	302.5〜10^6nmの波長範囲のレーザーで,直接ビームをみると危険をともなう.	建築用測量機器
クラス3B	直接ビームをみることが通常危険となるレーザーであるが,拡散反射光の観察は通常安全.	書き込み可能なCD,DVDドライブ
クラス4	危険な拡散反射光を発生するレーザーで,皮膚傷害や火災発生の危険がある.	レーザー加工機 レーザー治療装置

注)装置内部で高強度のレーザーを使用していても,筐体(保護囲いなど)による遮蔽で装置外部へ放出されるレーザー強度がクラス1のレベル以下に抑えられているものはクラス1レーザー製品に分類される.

表3 労働安全衛生法においてクラス1,2以外のレーザーを対象に定められているレーザー使用時の障害防止対策.

障害防止対策内容	対象となるクラス
レーザー危機管理者選任.	クラス3R以上
レーザー管理区域を設け,管理区域表示および警告標識の掲示を行い,関係者以外は立入禁止とする.	クラス3B以上
レーザーの種類に応じたレーザー保護メガネの着用.	クラス3R以上
皮膚の露出が少ない作業衣の着用.	クラス3B以上
難燃性素材の衣服の着用.	クラス4
始業点検,一定期間ごとの点検・調整	クラス1M以上
労働者の雇い入れ時,作業内容変更時,レーザー機器変更時の安全衛生教育.	クラス1M以上
労働者の雇い入れ時,配置替え時の視力検査および角膜・水晶体検査.	クラス3R以上
労働者の雇い入れ時,配置替え時の眼底検査.	クラス4
レーザー管理区域内への爆発物,引火性物質の持込禁止.	クラス4
レーザー光路付近への爆発物,引火性物質の持込禁止.	クラス3B以上
レーザー光による傷害が疑われる者には速やかに医師による診察・処置を実施する.	クラス1M以上

た金属の使用は控えたほうがよく,暗い室内でのレーザー使用は瞳孔が開いて眼に入光量が増加するために明るい室内にしておくことが必要です.

これに加えて,歯科におけるレーザー器機はJISで規定されている医用電気器機であり,ほとんどの歯科用レーザーは(半導体はのぞく)高圧電源を使用しているために万一の感電事故が起きないようにアースを確実に接続する必要があります.

禁忌症ですが,透過率の高いレーザーを低出力で照射する場合は新生児,乳幼児,出血性素因の高い人,高齢者で体力のない人,悪性腫瘍のある人,妊娠している人は,眼,甲状腺部位の照射,性腺部の照射も避けたほうがよいでしょう.これに対し,表面吸収型のレーザーは現在特定の禁忌症はないのですが,十分注意して必要以上の照射は控えたほうがよいと思われます.機種によっては照射と同時にエアーが放出される製品(機種)もあり,気腫の危険性があるので注意が必要です.

Q Er:YAGレーザーにおいてはう蝕の無痛治療,GTR法二次手術時の掻爬等,保険治療に収載されましたが,治療費はどのくらいを設定したらよいでしょうか?

A 今回(2010年4月)の診療報酬改定で,手術時根面レーザー応用加算(40点)が新設されました.これに関しましては施設基準をクリアーしていることが大事で,届出書の提出が義務づけられています.また,以前からのものでう蝕治療に無麻酔下でレーザーを使用した場合,通常の充填処置に加算という形で(20点)請求できます.これも届出書の提出が必要です.

レーザー機器の寿命は何年くらい？ また機械のメインテナンスは？

A 寿命といういい方は非常に微妙なところがあります．使用の仕方，使用頻度（結晶の発光回数）でずいぶん違ってくることが考えられます．また機械ですから，同じ機種でも違うケースがあると思います（いわゆる当たり外れ）．装置の寿命の観点からも，器機のメインテナンスは大変重要です．2007年から，改正医療法により，病院に医療器機安全管理責任者を置き，保守点検を適切に行わなくてはいけない旨，義務づけられました．

レーザーはメインテナンスを必要とするデリケートな装置です．構成部分のミラーが少しズレただけでも照射に影響を与えます．湿度が高いとミラー，レンズ等が劣化するので基本的には除湿した環境下に保管することが好ましいのです．チップや光ファイバーの汚れも内部の損傷の原因となりうるために定期的な清掃が必要です．また冷却水の確認も大変重要で，フィルターのチェックを行います．某メーカーはある一定の時間を稼働させると，積算電力計でチェックがかかりエラーメッセージが出て，メインテナンスとなる製品もあります．細かいところでは，フィルターのめづまりが表示されるところもあり，メインテナンスがしやすくなっているメーカーのものもあります．レーザーの発振体としては，半導体（GaAl AsP 化合物），Nd：YAG，Er：YAG，そして Er,Cr：YSGG 等，さまざまな物質が使用されています．こうした物質については，光学劣化（発光することにより，結晶が破壊し，出力が低下，ついには，レーザー発振をしなくなる現象）という寿命があります．半導体レーザーでは，数1,000〜10,000時間といったものもあります．

一方で，結晶を利用した Er：YAG，そして Er,Cr：YSGG 等では，通常の使用条件下では劣化しません．したがって，寿命がきたから交換といったことはないでしょう．

いずれにせよ，機種によって，メーカーによって定期的に交換が必要な部品が異なっているために情報の把握が必要と思われます．日常点検を使用前，使用後に行い清掃を行うことで装置の寿命を延ばします．

すべての器具に共通することですが，日常点検と適切な管理が装置の実質的な寿命を延ばし，ランニングコストの低減につながります．

レーザーのチップはどのようなものがよいのでしょうか？ 既成のもので十分でしょうか？ また加工するものも市販されていますが…？

A 各レーザーによって，口腔内に使用されるチップは違っていて，さらに症例によりいくつものチップが用意されているものもあります．既成のもので十分かどうかは，使用される先生次第ですが，もし提供されるもの以外で，よいと思われるものを考えていれば，製造メーカーにその使用と内容を話し，適応するチップを開発してもらうのも一法です（私もそうして作ってもらったことがあります）．

加工に関してはレーザー光を拡散するためにファイバーの表層のクラッド（レーザー光が漏れないようにする外側の部分）を取るものがありますし（Nd：YAG：根管治療，麻酔等），疲労，変形したチップの先端をヤスリでシャープにするものも機種によってはあります．

appendix

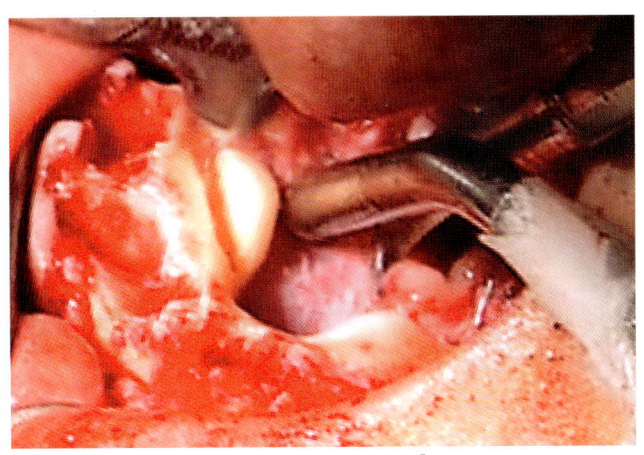

現在，硬組織が一番切れるといわれている「Waterlase MD」のTurbo Handpeace（骨隆起の除去）．

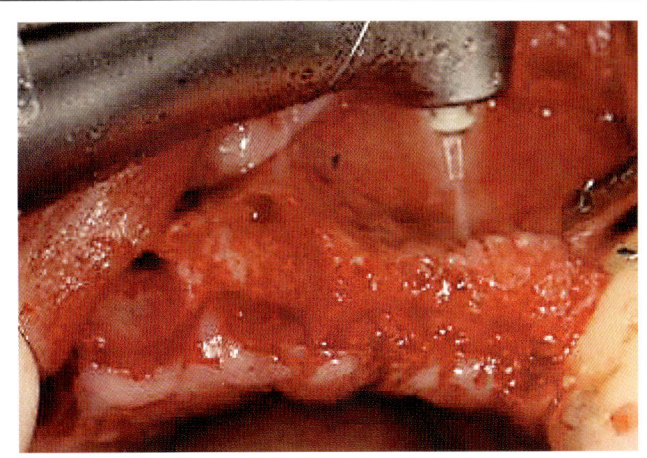

Er, Cr：YSGG レーザーを骨造成に応用（decortification）．

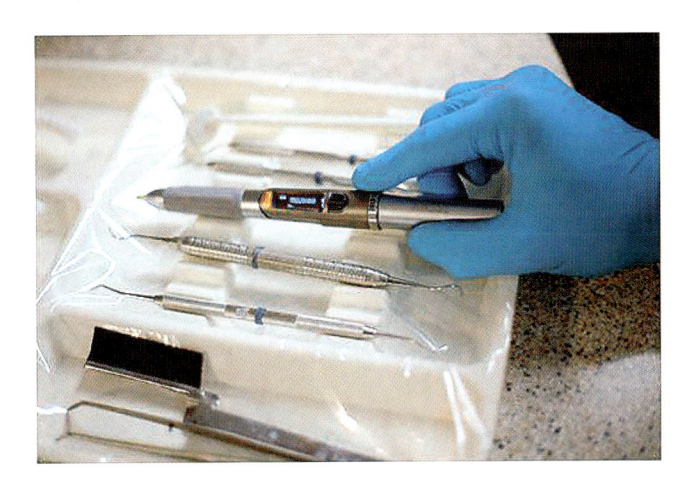

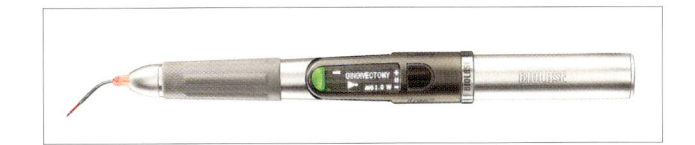

左：ペン型の半導体レーザー「iLase」．小さく片手で操作ができる．パルスで4W，CWで3Wとかなりの出力をもつ．
上：「iLase」の全体像．

インプラントにも使えるのでしょうか？

Q

A インプラント治療への応用は，
①二次手術
②治癒促進
③骨整形
④歯肉整形
⑤骨切除
⑥殺菌
⑦骨造成
⑧鎮痛，消炎
⑨その他

さまざまです．軟組織の切開の後にレーザーの照射により，早期の治癒を行わせるものや，最近のレーザーのなかには，硬組織がかなりのスピードで切れるものが出ていて，骨の治癒も早いことが認められています．骨整形や骨隆起の除去，さらにインプラントのドリリングにレーザーを使用する先生もいるようです．抜歯窩への照射によりクロットを早期に形成させ，さらに壊死した骨直下に，骨の新生を行わせるテクニックも紹介されています．術後の疼痛緩和やさらに治癒促進にもケースを散見します．ペリインプランタイティスへの，主に殺菌を目的とした使用法もあります．

以上のように幅広く使用可能であることは間違いないようです．

ピエゾーサージェリー

ピエゾーサージェリー Q&A

ピエゾーサージェリー® を購入するにあたって疑問に思われるポイントをコンパクトにやさしく解説しました．

Q ピエゾーサージェリー® と従来の骨切削器具との違いは？

A 骨切削は従来，バーやマイクロソーなどが用いられてきました．それらの回転系の器具は単純な切削は短時間で行えますが，自由に骨の切削ラインを刻むことが困難で，器械的振動が大きく，骨へのダメージも大きくなります．ピエゾーサージェリー® では先端チップによる非常に微細な振動で切削を行うため，切削の自由度が高く，骨へのダメージが小さいという特徴があります．さらに先端のチップが受けるダメージも小さいため，高い骨切削効率を持続させての処置が可能です．骨形成の自由度は外科矯正にも有効で，今までにない設計が可能になります．また，微細な振動での作業であるため，口腔内の狭い箇所での操作性も高くなります．

Q ピエゾーサージェリー® の使用法におけるポイントは？

A 従来の骨切削器具は強く押し付けて使用することが前提でした．ピエゾーサージェリー® ではチップを骨に対して200〜300g（目安として筆圧程度）で押し当てて，「引く力」で使用します．そのため，骨に対してのダメージが軽減され，骨火傷を軽減させる効果があります．ただし，誤った使用法や，使用回数の限度を超えたチップでの切削は骨に過度なストレスを与え，ハンドピースの発熱の原因にもなります．なお，インプラテックス社ではユーザーの先生方に正しい使用法を習得いただく目的として，定期的にハンズオンセミナーを開催しています．

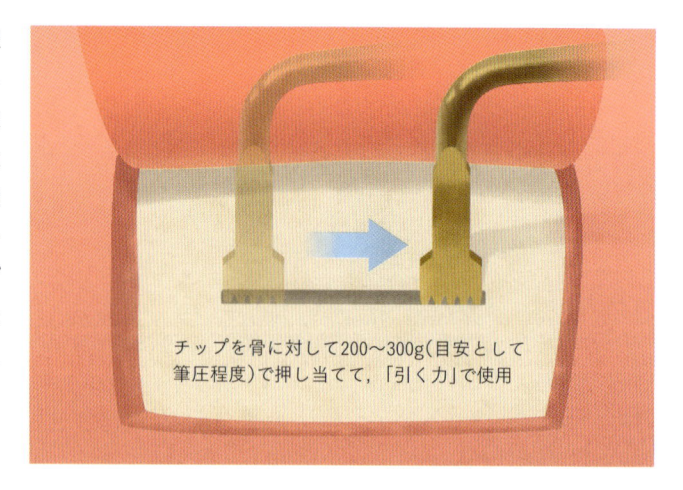

チップを骨に対して200〜300g（目安として筆圧程度）で押し当てて，「引く力」で使用

Q ピエゾーサージェリー® の専用チップの使用回数の限界は？

A 症例や骨質，さらに使用目的により一概にはいえません（使用目的によっては30回程度を目安にしています）．ただし，ハンドピースの発熱，骨へのダメージを考えるとつねに新しいチップをご用意のうえでの使用をお勧めいたします．

Q 国際的な評価や，研究は？

A 1997年に Tomaso Vercellotti が開発以来，欧米を中心に大学で研究がなされ，各外科プロトコールの科学研究と臨床開発がされてきました．また，専門誌への研究発表も70を超え，高い評価と期待が寄せられています．
詳細は，クインテッセンス出版より発行されています『ピエゾサージェリーのすべて』（Tomaso Vercellotti 著）をご一読ください．

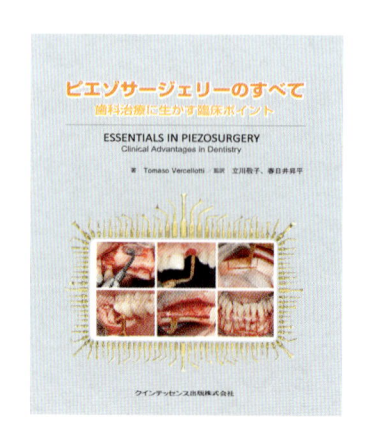

appendix

器械のサイズは？

本体のサイズは，340×210×150mmで重量は3.5kgです．したがってコンパクトなインプラント専用モーターと同等のサイズで，フットペダルもコンパクトですのでチェアサイド，あるいは収納の際に大きなスペースをとりません．インプラント専用モーターと一緒に架台に収納されているユーザーもおられます．また，専用のアルミケースも付属していますので，運搬も安全で容易です．

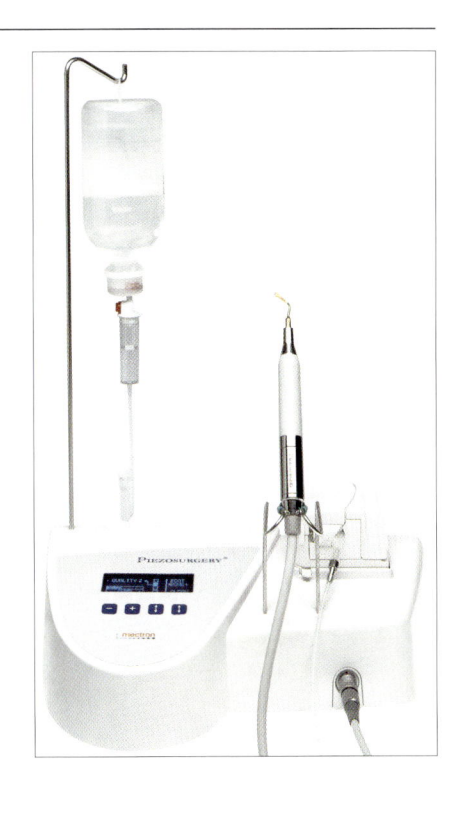

本体のサイズはインプラント用モーターと同様です．さらにタッチパネルでの操作で突起がなく，清潔に使用いただけます．

チップにはどのような種類がラインナップされてますか？

現在，骨切除，骨整形，抜歯，ルートプレーニング，スケーリング，エンド，粘膜剝離，外科矯正など，あらゆる目的に応じた合計43種類のチップが発売されています．今後も，メーカーでの新たなチップの開発が期待されます．

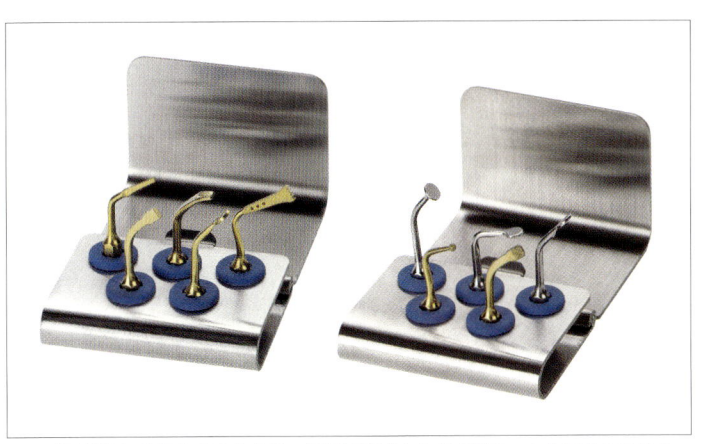

チップは単品から購入できますが，使用目的ごとの5本組セットも組まれており，選択が容易になっています．

ピエゾーサージェリー® を用いると硬組織のみの切削を行い，軟組織へのダメージを与えないと聞きましたが？

従来の回転系の器具，あるいは超音波スケーラーでは，軟組織にダメージを与える可能性がありました．ピエゾーサージェリー®は従来の超音波スケーラーとは振動周波数が異なり，硬組織のみ切削する機能をもっています．その特徴により，サイナスフロアエレベーションでも洞底粘膜を傷つけることなく骨形成を行え，さらに歯周靱帯を傷つけることなく抜歯を行うことも可能になります（抜歯専用チップを使用すると骨壁の保護にもつながり，抜歯即時埋入を可能にします）．また骨切りを行う際に，血管や神経にダメージを与えないという安全面での特徴にもつながります．

ペリオ & インプラントセラピー
変化する最新コンセプトと術式のすべて

1972年の初来日から100回以上来日し，日本での歯周治療の発展，卒後教育に尽力されてきたヘンリー・タケイ先生が満を持して日本の若手歯科医師に贈る，21世紀の最新ペリオ＆インプラントへの理解に最適なテキスト．

UCLA発 "最新ペリオ＆インプラント" 丸わかりテキスト

PART1：21世紀のペリオ＆インプラントロジーの理解から始めよう
- 第1章　歯周治療に起きた21世紀のパラダイムシフトとは
- 第2章　インプラントは歯周治療の何を変えたか

PART2：ペリオサージェリー：そのディシジョンメイキングと術式
- 第1章　ポケット除去のための切除療法
- 第2章　ポケット除去のための再生療法
- 第3章　Periodontal Plastic Surgery

PART3：インプラントサージェリー：その最新コンセプトと術式
- 第1章　審美領域への複雑なアプローチ最前線
- 第2章　審美領域における抜歯：フラップレス法によるインプラントの即時埋入
- 第3章　上顎前歯部即時埋入インプラントに対する結合組織および骨移植：三日月形移植

○著　Henry H. Takei
　　　Thomas J. Han
　　　Perry R. Klokkevold
　　　Kitetsu Shin

○監訳　申　基喆
　　　　河津　寛

●サイズ：B5判変型　●116ページ　●定価：5,460円（本体5,200円・税5％）

クインテッセンス出版株式会社
〒113-0033　東京都文京区本郷3丁目2番6号　クイントハウスビル
TEL 03-5842-2272（営業）　FAX 03-5800-7592　http://www.quint-j.co.jp/　e-mail mb@quint-j.co.jp

The Quintessenceの人気連載、待望の書籍化!!

イラストレイテッド 歯周外科 アドバンステクニック
―再生療法とインプラントに挑む―

白石 和仁 著
佐竹田 久 イラスト

書籍化にあたって「失敗しないためのポイント」「失敗症例から学ぶ」を新たに追加。ミスをしないためのポイントをわかりやすく解説!

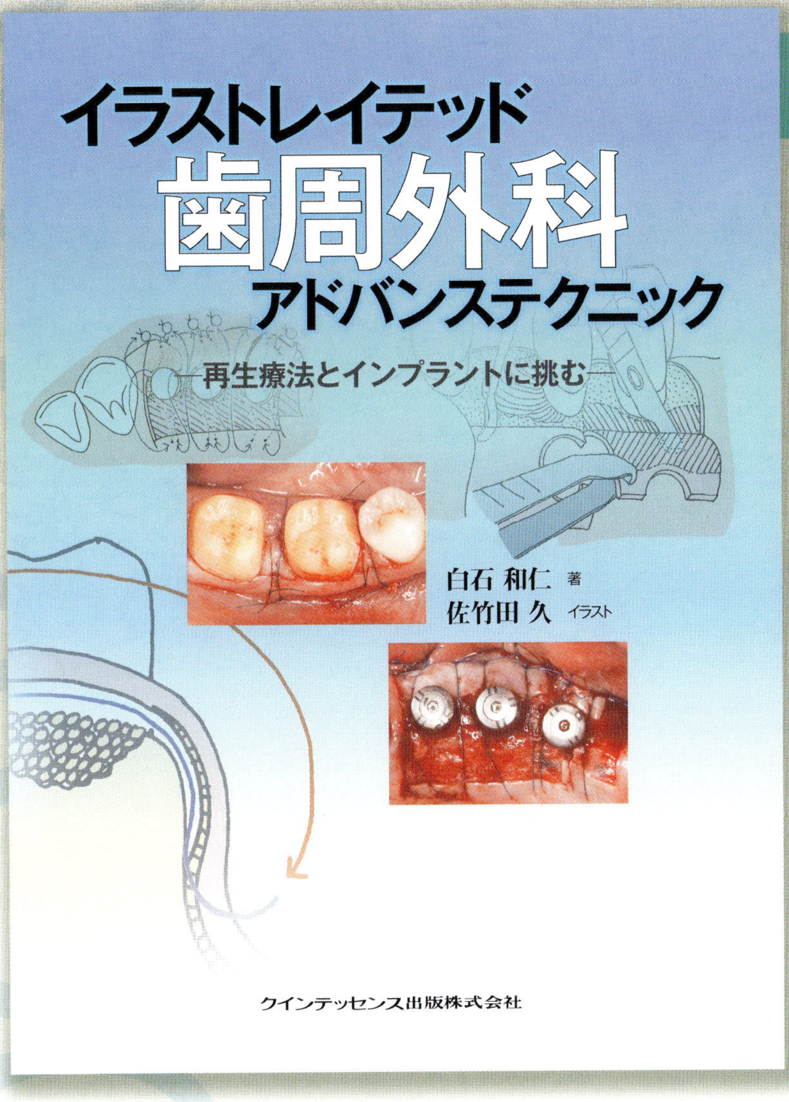

著者の繊細なテクニックを惜しげもなく披露。
若手歯科医師から熟練の専門医まで満足できる、
歯周外科テクニック満載!

CONTENTS

Part 1 再生療法編
総論 再生療法における切開・縫合の考え方

1 ベーシック
1 臼歯部隣接面への対応
2 最後方臼歯遠心側への対応
3 下顎前歯部への対応

2 アドバンス
1 上顎前歯部への対応・その1
2 上顎前歯部への対応・その2
3 コンビネーション手術1:歯冠長延長術&再生療法
4 コンビネーション手術2:根面被覆&再生療法
5 上顎大臼歯への対応・その1
6 上顎大臼歯への対応・その2

Part 2 インプラント編
総論 インプラントにおける切開・縫合の考え方

1 インプラントへの対応:一次手術
インプラント一次手術のアプローチ

2 インプラントへの対応:二次手術
1 インプラント二次手術・有茎弁移植術
  インプラント二次手術にあたって
2 インプラント二次手術・遊離歯肉移植術
3 インプラント二次手術・遊離結合組織移植術

Recommend Instruments一覧

●サイズ:A4判変型 ●184ページ ●定価:11,550円(本体11,000円・税5%)

クインテッセンス出版株式会社
〒113-0033 東京都文京区本郷3丁目2番6号 クイントハウスビル
TEL. 03-5842-2272(営業) FAX. 03-5800-7592 http://www.quint-j.co.jp/ e-mail mb@quint-j.co.jp

歯科再生療法のテクニックと科学的根拠から未来像がわかる一冊！

regeneration

再生歯科のテクニックとサイエンス
―歯周・審美・インプラント―

◆ 吉江弘正／宮本泰和・編著

歯周組織の再生治療は，臨床応用されて25年以上の歳月が流れ，驚異的なスピードで発達している．本書においては，①「歯周組織・再生」「審美・再生」「インプラント・再生」の3部構成，②「細胞」「足場」「増殖因子」を基盤としたコンセプトの確立，③超一流の臨床家による「現在編」と，5～10年後に具現化する「近未来編」，④「適応症」「材料・機器の選択」「テクニカルポイント」の明確化，という4つのブレイクスルーを試みている．この本を契機に，真の再生・組織工学ワールドへの第一歩を踏み出してほしい．

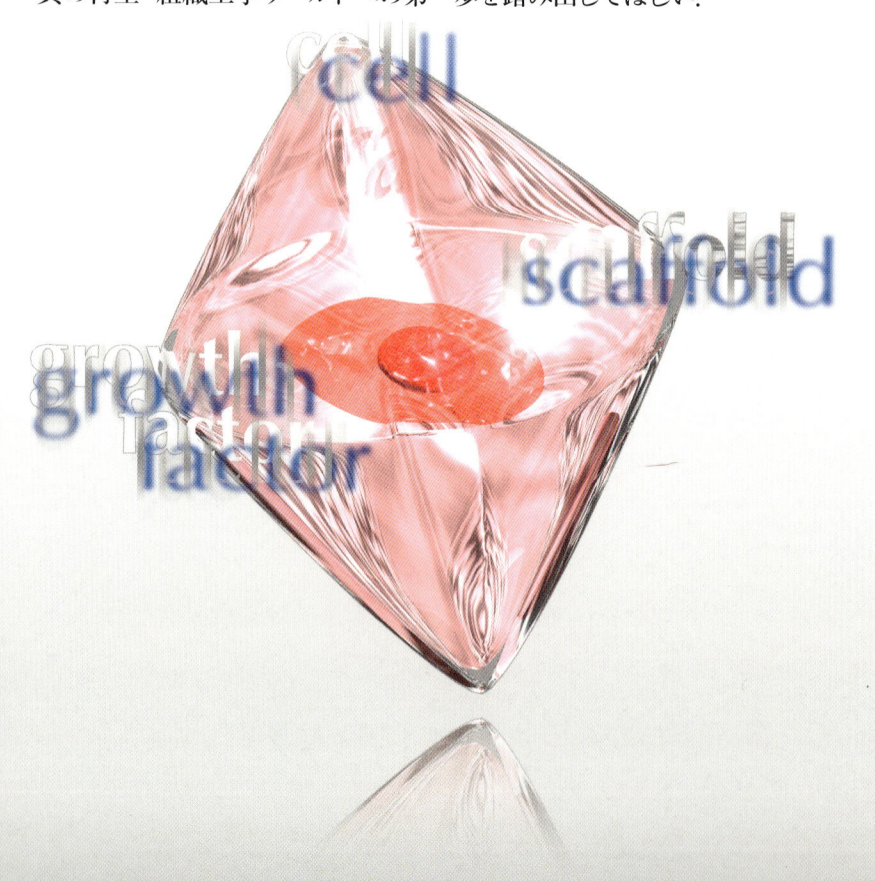

CONTENTS

guidance　はじめに
組織工学と歯周再生医学の将来展望
再生療法ベーシック用語ガイド
再生医療のオーバービュー

第1編　歯周組織・再生
歯周組織・再生のコンセプト
ボーングラフト
GTR法
エナメル基質タンパク（EMD）
多血小板血漿（PRP）
塩基性線維芽細胞増殖因子（FGF-2）
培養歯根膜シート
幹細胞を応用した歯周組織再生

第2編　審美・再生
審美・再生のコンセプト
審美・再生の動向
軟組織移植による根面被覆
マイクロサージェリーによる歯周形成外科
　―根面被覆を中心に―
無細胞真皮（アロダーム®）
口腔粘膜培養シート

第3編　インプラント・再生
インプラント周囲組織・再生のコンセプト
インプラント周囲組織・再生の動向
インプラント周囲のソフトティッシュマネジメント
GBR法
歯槽骨延長
歯根膜再生型インプラント
オッセオインテグレーション・エンジニアリング
　―組織工学パラダイムからみたインプラント生物学―

第4編　appendix
再生療法製品リスト
索引

●サイズ：A4判　●224ページ　●定価：13,650円（本体13,000円・税5％）

クインテッセンス出版株式会社
〒113-0033　東京都文京区本郷3丁目2番6号　クイントハウスビル
TEL. 03-5842-2272（営業）　FAX. 03-5800-7592　http://www.quint-j.co.jp/　e-mail mb@quint-j.co.jp